LA BIOÉTHIQUE

CAHIERS DE BIOÉTHIQUE

Collection publiée par le Centre de bioéthique
de l'Institut de recherches cliniques de Montréal

— 1 —

LA BIOÉTHIQUE

pour compte rendu
Eglise et Théologie
16 févr. 1980

LES PRESSES DE L'UNIVERSITÉ LAVAL
QUÉBEC
1979

Dépôt légal (Québec), 4e trimestre 1979.
I.S.B.N. 2-7637-6901-2

Sommaire

Page

La Collection 7

Le Cahier 9

Des Andes à la bioéthique 11
Entrevue avec André E. HELLEGERS, Washington, D.C.

Est-il possible de pratiquer la médecine aujourd'hui ? 21
Henri LABORIT, hôpital Boucicaut, Paris

Médecine du corps ou de l'homme ? 41
Piet NIJS, Katholieke Universiteit Leuven

Biologie et morale 59
Jean LADRIÈRE, université Louvain-la-Neuve

La bioéthique et les pouvoirs nouveaux 81
David J. ROY, Centre de bioéthique, Montréal

La bioéthique science interdisciplinaire ? 103
Maurice A. M. DE WACHTER, Centre de bioéthique, Montréal

Les exigences que pose à la morale la biomédecine 117
Hubert DOUCET, collège de Valleyfield, Québec

La loi française sur le prélèvement d'organes 129
Pierre RÉMY, Institut catholique, Paris

Page

Qualité de la vie : perspective légale et éthique 139

Edward W. Keyserlingk, Commission de réforme du droit du Canada, Ottawa

Rapport d'une conférence internationale 149

Margaret A. Somerville, McGill University, Montréal

Les professionnels de la santé et leurs questions éthiques ...

... dans la recherche clinique 157

Pavel Hamet, Institut de recherches cliniques de Montréal

... en psychiatrie 162

Louise A. Demers-Desrosiers, Hôpital neurologique de Montréal

... dans les soins infirmiers 168

M. Joséphine Flaherty, ministère de la Santé nationale et du Bien-être social, Ottawa

... en génétique 174

Charles R. Scriver, McGill University, Montréal

Sources de bioéthique 185

Ont contribué 189

La Collection

Biomédecine et bioéthique sont apparues récemment dans notre vocabulaire. Des types de sciences et de technologies inconnus jusqu'ici les ont rendues nécessaires. Les nouvelles disciplines dans les sciences de la vie laissent prévoir des changements dans toute l'organisation de la vie sur terre. L'homme risque d'en être profondément touché pour longtemps, peut-être même pour toujours.

Autant en Amérique qu'ailleurs dans le monde, des centres et des instituts de bioéthique ou d'éthique des sciences de la vie surgissent depuis peu : la communauté humaine est en voie de relever le défi. Ces instituts représentent un effort pour développer et maintenir une réelle communication entre la communauté humaine en général et les communautés plus spécialisées engagées dans la création des sciences et des technologies biomédicales, dans l'élaboration des systèmes philosophiques et juridiques, et dans la mise sur pied des institutions nécessaires à la réalisation de ces activités.

Depuis ses débuts, le Centre de bioéthique prévoyait la publication en langue française d'un cahier international complémentaire aux écrits spécialisés en bioéthique déjà accessibles en d'autres langues. La Collection des Cahiers de Bioéthique désire offrir un lieu favorisant la réflexion collective des personnes différentes par leur philosophie de la vie et complémentaires par leur compétence et leur expérience. Avec ses racines jetées dans plusieurs nations, la Collection sera à même d'assurer ce flux et ce reflux d'informations et d'idées entre différentes communautés d'Europe et d'Amérique du Nord.

Les Cahiers de Bioéthique expriment notre profonde conviction qu'un dialogue ouvert et respectueux des autres est le meilleur moyen de déterminer nos responsabilités dans une société marquée par des pouvoirs nouveaux et des hauts niveaux d'incertitude.

Dans cette Collection, nous adhérons également au principe qui veut que toutes les collectivités spécialisées, qu'elles soient du domaine scientifique, technique ou philosophique, sont, en dernier ressort, responsables devant toute la communauté humaine. Pour cette raison, la Collection se veut un ouvrage de « haute vulgarisation » dans le meilleur sens du terme. Certains sont d'opinion que « nous n'avons pas encore vu ce que l'homme est capable de faire avec l'homme ». C'est fort possible !

Cependant, partout où l'on note de réels progrès, on peut l'attribuer au fait que notre civilisation a insisté pour être la science du peuple. Une science pour le peuple et par le peuple, et dont il serait à la fois le sujet et l'objet. Un des buts de cette Collection est de contribuer à cet éclaircissement.

Les conséquences de ces nouvelles découvertes et technologies dans les sciences de la santé auront une profonde influence sur le futur. D'autant plus que l'on constate déjà que les développements et les problèmes qui en découlent ne se limitent pas à un pays ni à une culture. Tous ces développements nous affectent en tant qu'êtres humains.

Nos façons fondamentales d'agir sont maintenant la cible d'inquiétude scientifique et de manipulations comme il ne nous a jamais été donné de le constater dans l'histoire de l'humanité.

Cette période historique que nous vivons est caractérisée par l'unique défi d'atteindre et de maintenir le dialogue à un niveau international et interculturel. C'est le chemin que nous nous traçons vers l'atteinte d'une éthique globale. La Collection est un pas dans cette direction.

Le Cahier

CHER LECTEUR,

En guise d'introduction à ce volume, nous voulons vous dire comment nous avons conçu et structuré son thème, la bioéthique. Les sciences de la vie, autant sinon plus que médecine et loi, ont contribué à établir la bioéthique. Aussi, certains articles expliquent ce qu'est la bioéthique, tandis que d'autres répondent à des questions qui surgissent à son propos. D'où vient la bioéthique ? Que veut-elle ? Comment opère-t-elle ? Et surtout à quoi sert-elle ? Dans ce premier Cahier de la Collection l'approche se fait plutôt descriptive, moins sytématique, bien qu'elle essaie de révéler les problèmes clefs en bioéthique.

Il importe de souligner tout d'abord l'affinité qui existe entre la médecine et la bioéthique. Depuis toujours les médecins se sont fait un devoir de réfléchir sur les questions de vie et de mort, de santé et de maladie, de bien-être et de souffrance propres à la condition humaine. De plus, leur habitude quotidienne de prendre des décisions quant à la vie des humains présuppose un temps de réflexion. À vrai dire, comme Hippocrate, tout médecin est un peu philosophe.

Toutefois, le mouvement actuel, dans certains pays, pour les droits des patients et leur autonomie semble menacer les relations séculaires entre médecins et patients. De plus, l'explosion des technologies médicales a nécessité des développements juridiques où législateurs et magistrats se voient appelés à légiférer et à arbitrer des thérapies en litige.

Le moraliste, de son côté, se trouve face à de nombreuses questions issues de domaines qui lui sont peu familiers, par exemple : des décisions prises selon les critères de pourcentage ou de moyennes statistiques ne répondent pas exactement aux processus habituels de décision éthique.

Ainsi, l'ensemble des sciences de la vie lance un défi qu'aucune d'elles n'est à même de relever. Sous cette menace de confusion naît donc la nécessité de solidarité et de concertation des disciplines traditionnellement autonomes mais quelquefois réductionnistes. Désormais, il faut qu'elles répondent avant tout au besoin humain individuel et social de réintégration. C'est dire qu'elles doivent revenir vers cette unité qu'est l'homme. Unité qu'elles ont à défendre contre toute fragmentation entre la médecine et les autres sciences humaines, et contre tout morcellement à l'intérieur de la médecine. C'est donc de l'effort commun de plusieurs disciplines que naît la bioéthique.

Que vous soyez médecin ou malade, philosophe ou politicien, juriste ou infirmière, jeune couple devant la responsabilité de procréation, athée ou religieux, la bioéthique vous concerne, puisque déjà les réalités dont elle parle font partie de votre vie.

Le Comité de rédaction.

Des Andes à la bioéthique

Entrevue avec André E. Hellegers
Directeur du Kennedy Institute of Ethics
Georgetown University, Washington, D.C.
(3 mars 1979)*

Maurice de Wachter :
Comment se fait-il qu'un gynécologue soit à la tête d'un institut de reproduction humaine et de bioéthique ?

André E. Hellegers :
C'est tout simple. Après mon doctorat, je m'étais rendu à Paris pour me spécialiser en médecine de l'aviation. Mais comme il n'y avait alors que peu d'avenir dans cette spécialité, on m'a conseillé une orientation vers la gynécologie. Et, effectivement, plus en obstétrique qu'en gynécologie générale j'ai pu me servir de ma connaissance de la médecine aéronautique.

M. de W. :
L'aviation et la grossesse ?

A. H. :
Bien sûr. Il suffit de se rappeler que la grossesse crée un milieu fœtal comparable à celui des hautes altitudes. On l'a même comparée au « Mont Everest in utero ».

M. de W. :
Cela explique votre participation à l'expédition dans les hautes montagnes du Pérou en 1958. Est-ce que cela explique aussi l'étude des causes de retard mental que votre institut vient de mettre officiellement parmi les recherches en cours ? Y a-t-il un lien entre les deux ?

---

* Le Dr Hellegers est décédé soudainement lors d'un voyage en Europe, en mai 1979.

A. H. :

Le lien, c'est la physiologie comparative. Quant à cette expédition dans les Andes, je voudrais rappeler que j'ai fait des recherches sur la reproduction des êtres humains, des lamas andins, des chèvres, des moutons et des lapins. Même, j'ai travaillé avec des œufs de poule. Je cherchais le trait commun à tous ces systèmes et, ensuite, je voulais découvrir à quel point ils étaient capables de faire un compromis dans une situation de stress comme par exemple l'hypoxémie du fœtus. Remarquez que ce compromis nous renseigne également sur les valeurs essentielles que le fœtus ne saurait abandonner impunément. Comme je le disais, normalement, le fœtus se trouve dans un milieu de basse compression d'oxygène comparable à celui de la vie en haute altitude. Pour mieux connaître cet état, nous avons observé des êtres transportés vers les hautes cimes. Comparer par voie de contraste devait nous fournir plus d'information sur la condition fœtale. Or, un résultat qu'il vaut toujours la peine de mentionner est que le fœtus choisit en toute circonstance le « moindre mal ». Il commence par s'adapter, mais, une fois arrivé à la limite de sa capacité d'adaptation, il sélectionne, parmi les maux présents, le moins nuisible. Depuis lors, j'ai commencé à appliquer ce principe méthodique de comparaison par contraste à la bioéthique elle-même.

M. de W. :

Et le lien avec le Kennedy Institute ?

A. H. :

En 1960, la famille Kennedy était à la recherche d'un spécialiste en physiologie fœtale qui pourrait contribuer à l'amélioration des conditions fœtales, plus particulièrement en vue de la prévention du retard mental.

M. de W. :

Cela ressemble à la loi de l'offre et de la demande.

A. H. :

Jusqu'à un certain point seulement. Car un autre facteur a joué dans la fondation de cet institut. En quelques mots, voici de quoi il s'agit. En 1960, également, le secrétaire de l'université Lovanium du Zaïre (alors Congo belge) me demandait des contraceptifs pour les religieuses des missions congolaises qu'il fallait protéger contre les conséquences de viols.

En tant que scientifique, je me trouvais donc devant deux questions éthiques liées à la reproduction : la contraception et le retard mental. Prudemment et en termes cachés, j'ai abordé cette question dans *The Jurist*, revue de l'Association américaine des canonistes. Je voulais inciter médecins, théologiens et canonistes à réfléchir sur ce problème. En 1963, une dotation provenant de la famille Kennedy me permettait d'ouvrir le Cardinal Gibbon Center à Baltimore. Ce qui m'a valu une invitation du Vatican à siéger à la Commission pontificale pour la population et le contrôle des naissances. Vous vous rappelez la constitution multidisciplinaire de cette Commission avec théologiens et philosophes, mais également médecins, juristes et démographes. J'en ai rapporté la conviction ferme qu'il fallait dorénavant aborder les questions de l'éthique médicale sous un angle interdisciplinaire et selon une approche œcuménique, c'est-à-dire en tenant compte des diverses religions chrétiennes tout autant que des autres dénominations religieuses.

M. de W. :

Est-ce qu'il a été difficile de convaincre vos fondateurs de cette double nécessité, à savoir interdisciplinarité et œcuménisme ?

A. H. :

La preuve convaincante en a été donnée dans la personne du théologien protestant Paul Ramsey qui, en 1967, a accepté de servir de cobaye pendant un an. Il a prouvé qu'il est possible de dépasser les limites d'une seule discipline aussi bien que les barrières d'une seule perspective religieuse. Par la suite, on a soumis la demande d'une fondation pour un institut qui devait comprendre, en premier lieu, un laboratoire de biologie de reproduction, puis un centre de recherche démographique et un centre de bioéthique.

M. de W. :

On a nettement l'impression que vie et travail offrent une éclatante réussite de coordination entre vos institutions scientifiques, d'une part, et le soutien en argent aussi bien qu'en personnel de recherche, de l'autre. Depuis peu, vous avez ajouté les problèmes de la vieillesse à votre liste. Est-ce que cela n'est pas en discontinuité avec vos priorités du passé ?

A. H. :

Pas du tout. Les retardés et les personnes âgés ont sûrement en commun le fait d'être faibles et d'avoir besoin d'aide et de protection. Voyez-vous, il y a deux problèmes éthiques qui me hantent depuis toujours, à savoir : le déséquilibre mondial entre pouvoir et impuissance, et ensuite le danger de l'exploitation des êtres humains. Dans notre société occidentale, j'entrevois les personnes âgées et les handicapés comme les êtres les plus exploités. Voilà pourquoi, en termes de distribution, nous leur accordons présentement, à chacun, à peu près 25 pour cent des ressources de notre institut.

M. de W. :

Y a-t-il une relation particulière entre la bioéthique et l'éthique chrétienne ?

A. H. :

Cette question peut ouvrir des débats sans issue. Pour ma part, voici ce que j'en retiens. S'il est vrai que toute éthique doit compter, d'une part, avec les diverses religions d'une société particulière et, de l'autre, avec la raison humaine, il s'ensuit que toutes ces perceptions doivent être entendues.

M. de W. :

Ce raisonnement me paraît circulaire. Il faut d'abord prouver votre prémisse de l'éthique devant compter avec religions et raison.

A. H. :

Non, en tant que directeur de cet institut, je ne suis pas obligé de justifier cette affirmation. Il suffit d'avoir pour certitude que religions et raison jouent un rôle dans nos façons de concevoir l'éthique. Cela explique leur mobilisation à l'intérieur d'un institut de recherche. Par ailleurs, je ne m'intéresse pas tellement à la formulation, qu'elle soit religieuse ou rationnelle, mais bien plus à la valeur sous-jacente qui est à la base de la formulation. C'est cela, l'œcuménisme de mon souci éthique : être constamment aux aguets pour discerner les valeurs que chaque religion veut protéger.

Aussi, je m'oppose à ce que le Kennedy Institute soit perçu comme une entreprise catholique. Sur les quelque cent scientifiques qui travaillent à l'institut, environ 30 pour cent seulement sont des catholiques. Il y a 15 pour cent de juifs, 45 pour cent de protestants, et 10 pour cent n'appartiennent à aucune confession religieuse. Notre critère de sélection est la qualité scientifique, sans présumer que religion et science sont incompatibles. Bientôt, nous espérons être à même de créer une chaire d'éthique juive et une autre d'éthique islamique. Elles rejoindront les chaires déjà fondées, à savoir : catholique, protestante et purement philosophique (utilitariste). Entre temps, je me console d'être attaqué des deux côtés. Cela me fait penser que je suis sur la bonne voie.

M. de W. :

André Cournand, prix Nobel en médecine (1956), de Columbia University, préconise une éthique nouvelle et efficace qui, entre autres choses, constituerait une base pour transcender nos idéologies et nos religions aujourd'hui en conflit. Si je comprends bien, il suggère un substitut aux éthiques du passé et du présent. Et vous ?

A. H. :

Je ne cherche point de substitut à l'éthique confessionnelle. À mon avis, il suffit de rester ouvert aux questions réelles telles qu'elles se présentent à nous. La prise de conscience du réel sera meilleure et plus complète lorsqu'elle se fera à travers la perception de plusieurs, par des approches variées et bien distinctes. Aussi, j'ose dire que, si on m'offre le choix entre trois juifs, à savoir un orthodoxe, un réformé et un conservateur, je préfère travailler avec le premier. Je n'aime pas le pluralisme, car je ne suis pas un partisan du moindre effort.

M. de W. :

S'agit-il ici d'une préférence personnelle ou d'une politique que vous suivez en tant que directeur ?

A. H. :

Les deux. Je crois d'ailleurs être conséquent avec mon principe de recherche, qui est : « comparaison par contraste ». Or, on ne peut faire contraster que ce qui est clairement prononcé. Et si la physiologie comparative m'a donné des résultats satisfaisants, j'espère que la même méthode, appliquée aux différentes positions éthiques de notre société, nous fournira d'aussi bons résultats.

M. de W. :

Que pensez-vous du diagnostic prénatal et de l'avortement sélectif ?

A. H. :

Une société doit savoir ce qu'elle veut. Car, de deux choses l'une. Ou bien on avorte parce qu'il y a un fœtus, ou bien on avorte parce qu'il y a un fœtus anormal. Dans le premier cas, il n'y a pas de différence avec tant d'avortements qui se font de nos jours. Si, par contre, on avorte parce que le fœtus est anormal, alors on se prononce sur l'anormal.

M. de W. :

Il semble bien s'agir de la deuxième possibilité.

A. H. :

Cela semble vrai pour la plupart des avortements consécutifs à une amniocentèse. Je tiens à souligner, toutefois, que nous avons affaire à un symptôme qui nous en dit long sur l'attitude adoptée à l'égard de l'anormal. Or, cette attitude est bien typique d'une société consommatrice : « Argent remis si la marchandise ne satisfait pas. » Une société de confort refuse l'incommodité au point de condamner à mort l'anormalité.

M. de W. :

C'est bien d'un point de vue clinique que vous analysez notre société. Le diagnostic prénatal suivi d'avortement électif vous fait chercher une maladie.

A. H. :

Ce qui me préoccupe n'est pas tellement une maladie, mais plutôt la réalité de base qui produit ces résultats alarmants. Je crains que le matérialisme se soit d'abord infiltré dans nos mentalités, et qu'ensuite nous soyons devenus incapables de supporter l'anormal. Celui-ci nous dérange tellement que nous voulons nous en débarrasser à tout prix. Cette relation de cause à effet m'a toujours passionné. Autant d'ailleurs que la combinaison comparaison et contraste dont je parlais tout à l'heure. Certains amis éthiciens m'ont assuré que c'est même une méthode respectable pour faire de l'éthique.

M. de W. :

Le matérialisme vous fait peur. Ce propos me ramène à l'esprit l'usage fréquent des mots « peur », « crainte », « danger », et leurs synonymes, de beaucoup d'auteurs en biomédecine et en éthique. Pour n'en citer qu'un, Jean Hamburger parle de « la lutte angoissante contre une réalité biologique qui lui (l'homme) fait horreur ». Est-ce que vous aussi vous connaissez ces zones de la peur ?

A. H. :

En tant que scientifique, je ne connais pas cette crainte. Par ailleurs, je sais que la technologie peut créer des soucis pour nombre de gens. Et il est possible que leur nombre croissant nous oblige à regarder de plus près et à analyser ce phénomène.

M. de W. :

Les nombres se mesurent-ils de façon démocratique ?

A. H. :
Le critère ne se trouve pas tant dans les nombres et les statistiques que dans les suggestions anthropologiques qu'ils contiennent. Bien sûr, il faut commencer par une analyse démographique qui pourra les déblayer. Mais ensuite, il faut réfléchir sur la question des significations et des valeurs en cause.

M. de W. :
Pourquoi tant d'insistance sur les démographes ?

A. H. :
Nous en avons besoin pour être sûrs que nous parlons de faits authentiques. Sans leurs connaissances, le discours éthique risque de n'être que parénétique. Les démographes — et cela vaut d'ailleurs pour les économistes — peuvent nous fournir des indications sur les contours et les dimensions précises d'une question. En d'autres mots, si les véritables problèmes éthiques concernent les gens, il faut dans un premier temps connaître ces gens, leur âge, leurs conditions de vie et les changements possibles. Or, c'est la démographie qui nous fournit ces renseignements. Aux éthiciens ensuite d'y réfléchir.

M. de W. :
Les États-Unis possèdent maintenant plusieurs centres de bioéthique. Est-ce que vous collaborez avec les autres centres ?

A. H. :
Depuis notre première réunion en 1971, j'ai entretenu des contacts avec le directeur du Hastings Center et le directeur du Programme interfacultaire d'éthique médicale de Harvard.

M. de W. :
Quel impact respectif ont-ils sur la société et la politique américaine ?

A. H. :
Au Hastings Center, on s'est avant tout spécialisé dans le rassemblement de personnes intéressées par les thèmes de la bioéthique et des sciences de la vie. Ils ont aussi collationné les programmes universitaires d'éthique médicale. Occasionnellement, ils obtiennent des subventions pour des projets spécifiques. De son côté, le Programme interfacultaire de Harvard est bien moins engagé dans l'établissement des politiques.

M. de W. :

Votre institut se trouve à Washington. Est-ce que vos contacts avec la bureaucratie de l'État sont fréquents ?

A. H. :

Il est vrai, nous sommes à portée de la main. Aussi, un coup de téléphone en ville coûte-t-il moins que l'interurbain. Oui, il arrive souvent qu'on nous demande des renseignements. Par ailleurs, l'institut se dirige en principe vers des recherches de base. Cela nous permet soit de siéger à des commissions de longue durée, soit de préparer le matériel nécessaire à la présentation d'un témoignage spécifique. Tenez, par exemple, le *Pregnancy Disability Bill* qui vient de passer au Congrès, en 1978. Déjà, en 1973, notre Centre de recherche démographique avait rassemblé les faits nécessaires à prouver que l'aide aux femmes enceintes profiterait aux futurs enfants. La question sémantique, à savoir si la grossesse doit être considérée comme une maladie pareille à d'autres conditions pour lesquelles on reçoit une compensation monétaire, fut débattue à notre Institut. De son côté, notre Laboratoire de biologie reproductrice nous avait fourni les données physiologiques. Moi-même, j'ai eu l'honneur de présenter ces résultats en tant que témoin expert devant la Cour. Toutes les Cours inférieures américaines et les Cours d'appel ont accordé les avantages aux femmes enceintes. Mais alors la Cour suprême a annulé les décisions des Cours inférieures. En 1978, le Congrès a rejeté en principe la décision de la Cour suprême, et les femmes enceintes recevront les avantages. Cette bataille a duré cinq ans, mais cela en valait bien la peine. En bref, cela prouve également la force de notre alliance d'information biologique, d'information démographique et d'information éthique lorsqu'il s'agit d'établir une politique de santé.

M. de W. :

Selon votre expérience, y a-t-il un sens à l'évolution de votre institut ?

A. H. :

Les premiers à s'en rendre compte sont les chercheurs eux-mêmes. Je sais qu'ils profitent de ce mélange des disciplines qui les pousse à plus d'excellence sur leur propre terrain. Ensuite, j'ai constaté l'intérêt croissant des universités et des politiciens à notre égard. Un développement récent est l'intérêt que notre *Encyclopedia of Bioethics* a suscité dans le monde de l'éducation.

M. de W. :

Arrive-t-il que votre institut doive faire des recherches que vous considérez négatives, mais qu'il faut poursuivre à cause des subventions ?

A. H. :

Voilà une question perspicace et qui va droit au cœur de tout directeur d'un institut de recherche. Personnellement, j'ai toujours rêvé d'un institut à fondation permanente plutôt que vivant de subventions ad hoc ou de dotations temporaires. Il faut pouvoir éviter la situation malheureuse d'avoir à continuer un projet simplement parce que l'argent est là, tandis qu'il est clair que jamais rien n'en sortira, ou que d'autres projets devraient être entamés d'urgence. Aussi, nos chaires et nos professorats sont-ils liés, autant que possible, à l'université de Georgetown. Cela nous garantit une plus grande stabilité, et surtout cela nous donne une plus grande liberté dans le choix de nos projets.

M. de W. :

Quel est votre prochain projet ?

A. H. :

Nous mettons sur pied un centre de « business ethics ». Il semble que notre société moderne n'a toujours pas intégré l'argent, les taux d'intérêt ni leur juste distribution, au niveau des individus, des sociétés et des pays du monde.

Propos recueillis par
Maurice DE WACHTER*.

* Nous remercions Mme Élaine Joly-Ryan, avocate à la Commission des accidents du travail du Québec, d'avoir aidé à la préparation des questions juridiques de cet entretien.

Est-il possible de pratiquer la médecine aujourd'hui ?

HENRI LABORIT

LES MALADIES DE L'INHIBITION COMPORTEMENTALE

Le normal et le pathologique

La physiopathologie, ensemble faisant partie d'un ensemble qui l'englobe

Comme son nom l'indique, la physiopathologie voudrait représenter un aspect anormal de la physiologie, son aspect pathologique. Mais, par cela même, nous verrons pourquoi elle ne peut être considérée comme un sous-ensemble de la physiologie, ce qui veut dire que l'on ne peut faire découler les lois de la pathologie de celles de la physiologie. Si dans les deux cas l'organisme en est l'acteur, nous dirons « l'effectueur », la finalité de celui-ci bien que restant la même, à savoir sa survie, n'utilise pas le même programme pour atteindre son but. Ce changement de programme est à notre avis le phénomène fondamental caractérisant la physiopathologie. Le terme de physiologie associé à celui de pathologie n'a donc pour nous qu'un seul sens : celui de montrer que la discipline ne s'intéresse pas seulement aux symptômes, mais aux *mécanismes*. La recherche et la description des mécanismes régulateurs présidant à la conservation des structures des organismes vivants nous paraît en effet représenter la finalité profonde de la physiologie. Cette même finalité en pathologie a conduit à parler de physiopathologie. Mais la pathologie ne peut par ailleurs être physiologique, si la physiologie se limite à l'étude des organismes normaux. On conçoit immédiatement que

---

* Les opinions défendues dans ce travail représentent une partie des conclusions d'un ouvrage devant paraître prochainement chez Masson (Paris), sous le titre *l'Inhibition de l'action*, et qui développera l'étude biologique, physiologique, psychologique et sociologique de cette dernière.

cela nous entraînera à préciser ce que l'on peut entendre par « normalité » et « pathologie ».

Cette distinction étant faite au sein de « l'ensemble physiopathologique », il semble clair que celui-ci tentera de réunir les mécanismes invariants qui caractérisent l'abandon par un organisme vivant de régulations physiologiques pour adopter un nouveau programme de régulations qui peut aboutir à la pathologie. Mais ces deux ensembles, l'ensemble « physiologique » et l'ensemble « physiopathologique » s'intéressent à un organisme qui n'est pas isolé et ne peut être considéré comme un système clos. Il baigne dans un environnement ou, si l'on veut, il appartient à un ensemble matériel et énergétique, celui du monde inanimé avec ses caractéristiques physico-chimiques particulières, et à un ensemble animé constitué par toutes les espèces vivantes de la biosphère, dont l'Homme. Il fait donc partie d'un « écosystème », et dans celui-ci ses relations avec les autres hommes, vivants et morts, que nous réunissons sous le terme d'« écologie sociologique », devront envisager l'agression socioculturelle et psychosociale. Toute une physiopathologie, propre à l'Homme évidemment, mais qui devra aussi chercher ses sources en physiopathologie comparée, celle des comportements animaux, pourra s'instaurer. Elle est souvent abordée sous l'angle étroit de la physiopathologie « psychosomatique ». C'est cet aspect de la physiopathologie qui depuis quelques années a particulièrement retenu notre attention. Mais nous verrons qu'il est impossible, et nous dirons pourquoi, de la séparer de la réaction organique aux agressions variées, due à une énergie traumatisante physique, chimique, radiante, toxique ou infectieuse.

La physiopathologie, ensemble constitué de sous-ensembles représentant les niveaux d'organisation

Définir la *structure* comme *l'ensemble des relations existant entre les éléments d'un ensemble* conduit à la notion de *niveau d'organisation*. Ceux-ci se réunissent en systèmes hiérarchisés fonctionnellement, et l'on peut observer des régulations à chaque niveau d'organisation de la matière vivante, de la réaction enzymatique jusqu'aux comportements humains. Dépassant l'individu, elles envahissent le domaine des processus sociologiques et économiques.

Les régulations à chaque niveau d'organisation sont réalisées par rétroaction *(feed-back)*. Mais entre chaque niveau d'organisation, les relations s'établissent par « servo-mécanisme ». Dans un servo-mécanisme, la commande vient de l'extérieur du système régulé. Dans le régulateur, l'effet est garanti par la rétroaction contre les variations de ses facteurs, mais dans le servo-mécanisme la rétroaction reste sensible à une commande extérieure au système. Cette notion est essentielle en biologie, car chaque système régulé, chaque niveau d'organisation, se trouve dépendre d'une commande extérieure à lui, émanant d'un niveau d'organisation supérieur. En schématisant, on peut dire que la réaction enzymatique, système régulé, dépend de la chaîne métabolique dans laquelle elle s'insère, alors que l'activité de celle-ci est commandée par la dépense énergétique demandée à l'élément cellulaire auquel elle appartient. Mais l'activité de l'élément cellulaire dépend de celle de l'organe qui le compte comme élément. L'organe lui-même présente des variations d'activité résultant de celles des systèmes au fonctionnement desquels il coopère, et ceux-ci se plient aux exigences énergétiques de l'organisme entier. Ce dernier enfin règle son activité par rapport à son environnement. Entre chaque niveau d'organisation, chaque régulateur est bien transformé en servo-mécanisme par une commande de sa régulation qui prend ses références à l'extérieur du système régulé. L'analyse expérimentale consistera d'ailleurs bien souvent à isoler un système régulé en supprimant ses connexions avec les niveaux d'organisation susjacents (c'est-à-dire en bloquant la commande extérieure au système), afin de pouvoir étudier plus commodément le mécanisme de la régulation. C'est ce que l'on fait en étudiant une réaction enzymatique isolée *in vitro*, des mitochondries isolées, des coupes de tissus, des organes isolés, etc. On pourra ainsi établir une hiérarchie fonctionnelle des structures, c'est-à-dire étudier les relations existant entre les éléments d'un ensemble qui constitue lui-même un sous-ensemble d'un ensemble plus vaste et remonter ainsi des structures moléculaires, ensemble d'atomes, jusqu'à l'organisme entier, par niveaux d'organisation successifs. Ces structures étant dynamiques, les régulations s'établissant dans le temps, nous avons ainsi pu définir la cybernétique comme *l'étude de la dynamique des structures* (Laborit, 1963).

Cette description des niveaux d'organisation, ensembles régulés réunis en ensembles plus vastes dans une organisation hiérarchisée fonctionnellement grâce aux commandes des servo-mécanismes unissant chaque niveau d'organisation à celui qui l'englobe (le comprend) et à ceux qu'il englobe (qu'il comprend), est valable aussi bien pour la physiologie que pour la physiopathologie. Si nous voulons aller plus loin dans la compréhension de cette dernière, nous devons en chercher « la finalité ».

Notion de finalité et physiopathologie

Définir la finalité d'un système régulé est souvent éclairant en physiologie. La régulation de la pression artérielle par exemple aurait-elle pour but de maintenir sa valeur à 12 mmHg pour la pression maxima et à 8 pour la minima ? On pourrait le penser si l'on en juge par le nombre de cliniciens qui, en présence d'une chute de cette pression, s'efforcent de rétablir des valeurs normales en agissant sur un seul de leurs facteurs, la résistance vasculaire périphérique, par l'emploi d'agents vasoconstricteurs. Mais le maintien d'une certaine valeur de la pression artérielle a pour finalité le maintien d'un certain débit de perfusion sanguine dans les tissus et les vasoconstricteurs injectés rétablissant temporairement des valeurs normales de la pression artérielle en diminuant le débit vasculaire de façon catastrophique au niveau d'organes indispensables secondairement à la survie, comme le foie, les intestins et les reins. Leur emploi résulte d'une erreur d'appréciation de la finalité du système cardio-vasculaire que l'on a en quelque sorte considéré isolément, séparé de l'ensemble organique. La finalité d'une structure n'est pas toujours évidente du fait même de l'existence, dans les organismes les plus simples comme dans les plus évolués, de niveaux d'organisation. C'est ainsi que l'on est tenté de dire que la finalité du cœur par exemple est d'assurer la mobilisation de la masse sanguine. C'est effectivement une pompe, et, dans l'étude de la dynamique circulatoire, c'est cet effet que nous choisirons pour le décrire. Mais en assurant sa fonction de pompe, il assure l'alimentation des tissus et permet l'évacuation des déchets résultant de leur fonctionnement, ainsi que le transport de certaines informations biochimiques (hormones) réglant leurs activités métaboliques. Étant lui-même un tissu, il assure aussi sa propre survie, le maintien de sa propre structure, en assurant celle de l'organisme entier. Et c'est en définitive parce que l'autonomie motrice de ce dernier lui permet d'agir sur l'environnement au mieux de sa survie en tant qu'organisme que la survie de tous les niveaux d'organisation qui réalisent l'entité globale peut être obtenue. Mais en retour, c'est par l'action de chaque niveau d'organisation, des molécules enzymatiques à l'organisme entier, que l'autonomie motrice de l'ensemble à l'égard du milieu, nécessaire à la survie, peut être conservée.

Nous sommes donc conduits à considérer que la finalité de chaque élément différencié de la matière vivante coïncide avec celle de l'organisme entier. Mais aussi chaque action spécifique d'une structure, moléculaire, intracellulaire, cellulaire, d'un tissu, d'un organe, d'un système, a pour finalité le maintien de cette structure à l'égard de son environnement immédiat, mais au moyen du maintien de la structure de l'organisme entier plongé dans son environnement. Le but d'un fil de cuivre dans un appareil électrique peut être de conduire le courant. S'il est séparé de la source d'énergie, il n'en demeure pas moins fil de cuivre, sa structure ne varie pas, bien que sa finalité disparaisse; alors qu'un organisme vivant, par contre, qui ne réalise plus sa finalité, devient un cadavre. Sa structure disparaît avec la disparition de l'action finalisée. La finalité de celle-ci paraît donc bien être le maintien de la structure.

L'homéostasie

Cannon, en parlant d'homéostasie et de l'importance de sa conservation pour la survie, a par la suite et sans le vouloir entraîné la croyance que celle-ci se limitait au milieu intérieur. Enfin, le jugement de valeur que constitue le terme de « moyens de défense » a fait croire qu'ils étaient des moyens de défense de l'homéostasie, c'est-à-dire de la constance des conditions de vie dans notre milieu intérieur, suivant Claude Bernard. Les connaissances limitées que l'on pouvait acquérir, jusqu'à une date récente, concernant les mécanismes biochimiques de la vie cellulaire, et les connaissances limitées que peuvent en avoir encore la majorité des médecins de nos jours, on fait traiter le milieu intérieur en ignorant la cellule. On a cru, et l'on croit souvent encore, qu'il suffit de rétablir la constance des conditions de vie dans notre milieu intérieur pour que la cellule récupère structure et fonction. L'on voit encore des malades mourir avec un milieu intérieur parfaitement équilibré et, qui plus est, mourir *parce que* l'on a équilibré leur milieu intérieur en ignorant la cellule.

Ces erreurs viennent de l'établissement de dogmes à partir des constatations de nos anciens, d'un manque d'imagination à aller plus loin qu'ils n'ont été dans les chemins de la connaissance et surtout au jugement de valeur attaché à certains termes comme « moyens de défense ». Ceux-ci ne sont que des réactions organiques aux agressions dont il faut d'abord comprendre la finalité, c'est-à-dire à quel « programme » ils correspondent. Compte tenu des perturbations graves de l'homéostasie du milieu intérieur qui accompagnent leur mise en jeu, s'ils défendent notre vie, il est utile de savoir comment.

Le changement de programme de la physiopathologie

La physiologie s'intéresse à l'étude des régulations des principales fonctions cellulaires et organiques. Elle suppose que l'organisme est placé dans un milieu extérieur aux caractéristiques peu changeantes, elles-mêmes régulées, ne variant que dans un domaine étroit. Dans ces conditions, l'homéostasie du milieu intérieur se réalise et permet, comme le disait Claude Bernard, « notre vie libre et indépendante ». Grâce aux régulations physiologiques, la constance des conditions de vie dans notre milieu intérieur est obtenue par des rétroactions, négatives en général. La stimulation de zones sensibles aux variations survenant dans ce milieu, dès qu'un écart supérieur à une certaine valeur survient, variable avec l'entraînement de chaque organisme, est déclanchée à la suite des variations des caractéristiques physico-chimiques de l'environnement.

Si ces variations de l'environnement deviennent trop importantes pour qu'un simple ajustement permette la conservation de l'équilibre homéostasique, la réaction organique déclanche un *comportement*. Celui-ci, par la fuite ou la lutte, permet de retrouver un environnement dans lequel l'homéostasie est à nouveau possible. Mais pour cela, un nouveau programme doit être mis en jeu. Les réactions organiques qui jusque-là assuraient le maintien de l'homéostasie du milieu intérieur vont, dans ce cas, assurer *d'abord* l'autonomie motrice par rapport à l'environnement, l'« autocinèse » exigée par le comportement de fuite ou de lutte.

L'autonomie motrice

Celle-ci n'est possible que si les organes qui en permettent la réalisation fournissent un effort supplémentaire : le système nerveux doit pouvoir commander la coordination des muscles squelettiques, ceux-ci fournir un effort considérable et donc recevoir une masse sanguine plus importante pour leur approvisionnement et l'évacuation des déchets de leur métabolisme accru. Donc, la pompe cardiaque doit augmenter son débit, la ventilation aussi. La masse sanguine ne pouvant se modifier brutalement, c'est par la vasoconstriction, réduisant le lit circulatoire des organes inutiles à la fuite et à la lutte, que se réaliserait la nouvelle répartition de cette masse sanguine. Toute l'aire splanchnique et la peau vont se trouver en hypoxie, et celle-ci ne peut avoir qu'un temps. Il faut donc que la fuite ou la lutte soient rapidement efficaces et soient capables de restaurer les caractéristiques habituelles de l'environnement. On comprend que toute cette réaction est dominée par le système adréno-sympathique.

Toute l'homéostasie du milieu intérieur va se trouver perturbée en quelques instants. Et la conservation de notre *vie libre et indépendante* ne sera plus la conséquence de *la conservation de la constance des conditions de vie dans le milieu intérieur* mais de sa perte. Grâce à cet abandon momentané, la fuite, en soustrayant l'organisme au danger survenu dans l'environnement, ou la lutte, qui le fait disparaître en agissant sur lui, permettront le retour à des conditions de vie normales dans l'environnement. Ce n'est qu'alors seulement, que le retour à l'homéostasie du milieu intérieur redeviendra possible. Nous avons donc été conduits à distinguer une *homéostasie restreinte* au milieu intérieur et, en passant au niveau d'organisation supérieur, une *homéostasie généralisée* de l'organisme dans l'environnement. Il y a bien là changement de programme pour atteindre un but identique, la survie. C'est un phénomène analogue qui pour les sociétés humaines fait passer d'une économie de paix à une économie de guerre.

L'*entraînement* peut, dans une certaine mesure, éloigner les limites à partir desquelles le changement de programme survient. Mais il faut bien comprendre que cette réaction autocinétique, si elle défend bien la vie, ne la défend pas par le truchement de la conservation de la constance des conditions de vie dans le milieu intérieur, constance qu'elle détruit rapidement, mais par la conservation de l'autonomie motrice. Nous sommes cependant encore dans le domaine de la physiologie. La réaction organique à l'agression est bien une réaction « physiologique », dès que l'on ne confond pas son mécanisme avec celui assurant l'homéostasie restreinte.

Du physiologique au pathologique

Lorsqu'une source énergétique dans l'environnement entre en relation avec un organisme (énergie mécanique, thermique, radiante, chimique, etc.) et qu'elle aboutit par une action directe sur cet organisme à une perte partielle ou totale de sa structure, apparaissent des *lésions*. Il s'agit bien alors d'un *état pathologique*, puisque la *structure* de cet organisme est perturbée de façon plus ou moins étendue. Dans ce cas, le rôle du thérapeute à l'égard de la lésion est assez simple, puisqu'il doit en assurer ou en faciliter la réparation. Mais à côté de « la » ou « des » lésions, existent aussi des réactions neuro-endocriniennes, dont nous avons largement développé l'étude au cours de quelque trente années de travail clinique et expérimental (Laborit, 1952). Nous avons fait une description assez détaillée des perturbations métaboliques que ces réactions à l'agression engendrent, dans un chapitre des *Comportements* (Laborit, 1973). Mais il s'agit là de réactions aiguës à une agression elle-même brutale et passagère. Elles appellent des traitements intensifs, soit généraux, celui des états de choc, soit locaux, celui des processus inflammatoires par exemple. Cependant, ces syndromes aigus ne se présenteront pas de la même façon, suivant l'histoire antérieure, nerveuse en particulier, de l'organisme qui les subit. C'est en cela que la pathologie réactionnelle aiguë à une lésion elle-même brutale et soudaine, dépend aussi de ce qu'il est convenu d'appeler le « terrain », et qui nous paraît être l'état de la dynamique métabolique tissulaire au moment où elle s'installe. Cette dynamique elle-même dépend de toute l'*histoire antérieure* du sujet, c'est-à-dire de ses rapports historiques avec ses environnements successifs.

Or, cette *histoire neuro-endocrino-métabolique* est celle qui domine toute la physio-pathologie aiguë ou chronique. Autant dire, de façon peut-être un peu trop schématique et cependant fondamentalement exacte, que la physiopathologie se trouve *dominée par les processus de mémoire et leurs conséquences sur le comportement à l'égard du milieu*.

Mémoire génétique, mémoire immunitaire et surtout, en ce qui nous concerne ici, mémoire nerveuse. Cette dernière qui se souvient des expériences passées, plaisantes ou déplaisantes, qui permettra de reproduire les premières et d'éviter les secondes, cette mémoire qui nous permet d'accumuler les « éléments » capables de fournir une nouvelle structure, grâce à la fonction imaginative, à leur combinaison dans un nouvel ordre pas encore expérimenté, cette mémoire se souvient aussi des actions inefficaces ou douleureuses, et c'est elle qui mobilisera le système inhibiteur de l'action. Il y a de nombreux faits qui nous permettent aujourd'hui de penser que c'est lui qui mobilise le système neuro-endocrinien *de la réaction d'alarme*, et de nombreux faits encore nous permettent de penser que celle-ci s'auto-entretient aussi longtemps que l'action gratifiante n'aura pas interrompu le cercle vicieux.

Mais alors, quand on connaît le rôle des gluco-corticoïdes sur le système immunitaire, la lyse thymique qu'ils provoquent avec ses conséquences sur les systèmes de défense de l'organisme, qui sont avant tout des systèmes de mémoire immunitaire, on peut supposer qu'une pathologie fort éloignée de ce qu'il est généralement convenu d'enfermer dans le terme de « psychosomatique » va en résulter.

Il paraît alors évident que, pour faire une infection, ou une affection néoplasique, il ne suffit pas d'un contact avec un microbe ou un virus, ou un irritant local chroniquement subi. On a trop focalisé sur le microbe, le virus ou le toxique cancérogène et pas assez sur le sujet, sur son histoire passée et présente, ses rapports avec son environnement. Les toxiques eux-mêmes doivent sans doute présenter une toxicité variable suivant le contexte et le statut social de l'individu qu'ils atteignent. Contentons-nous maintenant de rappeler que les schizophrènes, parvenus au stade de la démence, isolés du contexte social par leur folie, sont parmi les populations les moins atteintes par les affections cancéreuses, infectieuses et psychosomatiques, et que la thérapeutique des processus néoplasiques s'oriente de plus en plus vers la stimulation des défenses immunitaires. Cette approche aboutit à constater qu'il n'y a pas que les maladies psychiques et psychosomatiques qui soient du ressort des comportements individuels en situation sociale, mais que sans doute *toute la pathologie en dépend*. On peut ainsi, sans crainte d'erreur, émettre l'opinion que les critères d'appréciation du normal et du pathologique se recueilleront à plusieurs niveaux d'organisation.

• Sera considéré comme organiquement normal l'individu conforme au « mode » d'une courbe de Gauss dans laquelle s'inscrivent tous les phénomènes et valeurs biologiques. Nous pourrons ainsi dire qu'un individu est diabétique urémique, hyperthermique, etc. Qu'il représente ou non une lésion organique.

• Sera considéré comme psychiquement normal l'individu conforme au mode d'une courbe de Gauss dans laquelle s'inscrivent les comportements humains dans une société donnée suivant l'époque et l'échelle de valeurs qu'elle a historiquement établies.

• Mais dans ces deux cas il est rarement envisagé de préciser le pourquoi, ou le comment, de l'anormalité, car à ce niveau on ne peut envisager l'individu isolé de son contexte socio-culturel. La thérapeutique s'est donc généralement limitée à agir sur l'individu pour le rendre conforme, mais rarement sur l'environnement pour permettre à l'individu d'être lui-même, normal par rapport à lui-même et non par rapport à un règlement de manœuvre établi par les dominants.

• Il en résulte que, du point de vue thérapeutique, s'il existe bien une *thérapeutique d'urgence à court terme*, parant au plus pressé, il doit surtout exister une thérapeutique à long terme tendant à établir de nouveaux rapports interindividuels, de nouvelles structures sociales, limitant les dégâts de l'inhibition de l'action en agissant sur ses facteurs plus que sur ses mécanismes nerveux centraux à la manière des drogues psychotropes. Celles-ci, dans cette optique, ne peuvent être, elles aussi, qu'une thérapeutique de replâtrage, un pansement psychosomatique dont l'avenir est d'autant plus limité à long terme qu'il ne fait que réintroduire un individu, inutilisable sans elles pour la production, dans un système auquel il se soumettra en ayant généralement perdu ses motivations fondamentales, c'est-à-dire sa joie de vivre. D'où la thérapeutique de balance, si fréquente, entre tranquillisants ou neuroleptiques et antidépresseurs.

Nécessité d'envisager toujours l'organisme et son environnement
La notion d'Écologie humaine

Le manichéisme qui caractérise la majorité des conduites humaines, ne permet d'envisager jusqu'ici que deux conduites à l'égard de la maladie : l'une consiste à agir sur l'organisme malade en ignorant son environnement, l'autre à agir sur l'environnement en croyant que cela suffira à réduire tous les problèmes organiques. Il serait sans doute préférable dans certains cas, pour traiter un ulcère de l'estomac, d'éloigner la belle-mère, par exemple, plutôt que de pratiquer une gastrectomie qui ne changera rien au facteur environnemental. C'est le reproche que l'on peut faire à toute thérapeutique isolée de la lésion, qui soigne une vésicule, un côlon, un estomac, etc., sans jamais s'intéresser au facteur psychosocial qui se trouve à l'origine de l'affection. Mais, inversement, croire qu'il suffit de supprimer le « pouvoir médical » ou de retourner à la socio-culture paléolithique pour voir disparaître les maladies semble un comportement enfantin, ignorant les mécanismes de fonctionnement des organismes qui en sont atteints, les mécanismes du fonctionnement nerveux en particulier. Ceux-là mêmes qui émettent une telle opinion se sont-ils posé la question de savoir quelles sont leurs motivations inconscientes à l'émettre ?

Voilà plus de 25 ans que j'ai tenté de réagir contre cette dichotomie de l'homme d'une part et de l'environnement de l'autre. Mais à cette époque, la notion ne paraissait pas évidente. Le spécialiste était roi, qui soignait « la maladie ». L'Homme fait partie intégrante de l'environnement. Depuis quelques années, la notion d'environnement est devenue à la mode. Des ministères ont été créés, toujours dans la même vision dichotomique. On parle de « la qualité de la vie », celle-ci étant liée essentiellement à l'importance des espaces verts et d'une moindre pollution réalisée par une « autre croissance » dont on ne précise jamais les caractéristiques. Mais on pourrait couvrir la planète de gazon, si l'on m'interdit de m'y coucher par une belle après-midi d'été, la qualité de ma vie se sera pas améliorée pour autant. Ce qui veut dire que l'environnement humain est d'abord représenté par les autres hommes, et que l'écologie humaine est avant tout une socio-économie politique. Pour un individu, *être normal c'est d'abord l'être par rapport à lui-même*, et non suivant des règles comportementales imposées par une structure hiérarchique de dominance. L'honnête citoyen sur la tombe duquel on peut lire « bon fils, bon époux, bon père, bon citoyen, priez pour lui », a pu être considéré comme parfaitement normal. Il n'en est pas moins mort « anormalement », d'une « maladie de l'inhibition comportementale », le plus souvent.

Il résulte de tout cela que jusqu'ici la caractéristique fondamentale de l'espèce humaine, qui consiste dans le fait que, possédant un cortex associatif particulièrement développé, elle a été la seule à pouvoir ajouter de l'information à son environnement, à pouvoir mettre en forme la matière et l'énergie, à « l'informer », cette caractéristique n'a jamais été utilisée à se mieux connaître. Persuadé qu'il ne faisait pas partie de l'environnement, puisqu'il avait conscience d'agir sur lui, l'Homme a transformé cet environnement dans l'inconscience de l'inconscient qui motivait ses actions. Cet insconscient, il l'a toujours couvert d'un discours logique, croyant que la logique du discours était la réalité. Tout expérimentateur qui fait à longueur de semaines des hypothèses à partir de faits expérimentalement reconnus être « vrais », qui a du moins conscience de considérer ces hypothèses comme des hypothèses, même lorsqu'elles sont soutenues par un discours parfaitement logique, et qui constate, quand il passe à l'expérimentation, que la plupart d'entre elles s'écroulent parce que non conformes à la réalité, sait bien que la logique du discours n'est pas toujours celle de la réalité. Car celle-ci obéit à la logique non du langage, mais de la biochimie complexe qui anime nos voies nerveuses. Celles-ci sont elles-mêmes codées par l'apprentissage de l'environnement socio-culturel qui les entoure aux différentes époques de l'histoire humaine. Il y a peu d'années que le décodage en devient possible dans un système qui n'est plus exclusivement langagier. Un des mérites des disciplines psychiatriques fut sans doute d'avoir été les premières à jeter le doute sur le contenu du discours et tenté de mieux connaître ce qui mène le discours, ce qui le fait naître et ce qu'il recouvre, mais elles n'ont pu jusqu'ici le faire qu'en ajoutant un autre discours aux précédents. L'écologie humaine nous conduit aujourd'hui non plus simplement à l'observation des relations interindividuelles à travers le langage, mais à l'organisation de ces relations à partir de la connaissance expérimentale des processus qui, des molécules aux voies nerveuses, aboutissent au comportement humain en situation sociale. La force de conviction de l'expérimentation résulte du fait que, compte tenu d'une description précise du protocole expérimental, n'importe qui reproduisant ce protocole expérimental arrive aux mêmes résultats de façon statistiquement acceptable, quel que soit le discours logique qui interprète ce résultat. Toute dichotomie de l'homme et de son environnement, du psychisme et du somatique, nous paraît ressortir d'une préhistoire de la biologie, à l'époque où la thermodynamique dominait la recherche scientifique dans l'ignorance de la notion d'information. La théorie des systèmes nous fait découvrir que l'Homme est un élément d'un système complexe, et il paraît difficile de comprendre le fonctionnement de ce dernier sans connaître d'abord celui des éléments individuels qui le constituent. Il semble présomptueux de vouloir agir sur ces éléments en agissant simplement sur le système complexe qui les réunit, alors que l'organisation de ce dernier, autrement dit celle des structures sociales, dépend de la structure fonctionnelle, en particulier nerveuse centrale, des éléments individuels qui le constituent. Mais il paraît tout aussi inefficace de vouloir redresser un fonctionnement perturbé des éléments individuels en ignorant l'organisation du système qui les englobe. Le « dedans » d'un individu ne devient ainsi qu'un lieu de passage de l'environnement, lieu de passage spécifiquement structuré, au sein duquel cet environnement parfois se fixe et sommeille, pour en ressortir transformé dans l'action.

Ici, est considéré comme anormal l'individu qui ne peut se soumettre à la notion de propriété parce qu'il ne possède rien. C'est alors un délinquant asocial, et suivant son comportement il lui sera délivré, par un discours nosologique, une étiquette qui décidera de son internement carcéral ou psychiatrique. Là, est considéré comme anormal l'individu qui ne peut se soumettre au conformisme idéologique qui règle les rapports socio-économiques. Son internement carcéral ou psychiatrique sera la conséquence de cette déviation de cette autre norme socio-culturelle. Mais, dans tous les cas, cette norme socio-culturelle aura été imposée par une structure hiérarchique de dominance, dont nous avons souvent tenté de montrer les bases biologiques et comportementales d'établissement, et qui décidera si un comportement peut être considéré comme normal ou pathologique suivant une échelle de valeurs qu'elle considérera comme seule valable.

En résumé, il n'est peut-être pas inexact de dire que le *malade mental, comme l'ulcéreux ou l'hypertendu, existe bien si l'on admet la base matérielle, protéique, moléculaire, de la mémoire, mais que c'est le mécanisme d'établissement de la lésion, qui n'est lésion que parce qu'elle réalise une structure non conforme à la structure courante exprimée dans un comportement, qui présente pour nous un intérêt.*

La lésion ulcéreuse gastrique rend un estomac inefficace dans la réalisation de sa fonction. La « lésion » psychotique rend-elle un comportement inefficace dans la réalisation de la fonction comportementale ? *Oui*, si cette fonction est considérée comme assurant la relation avec l'environnement social et ses règlements institutionnalisés. *Non*, si, comme nous l'avons si souvent répété ailleurs et ici-même, cette fonction a pour finalité première le maintien de la structure d'ensemble de l'organisme et non point sa conformité à l'ensemble socio-culturel environnant ni au maintien de la structure de dominance de celui-ci.

La notion d'adaptation

Nous venons, il y a un instant, d'attirer l'attention sur le danger de certains mots et de certaines expressions comme celle de « moyen de défense » du fait de leur imprécision et du contenu affectif et culturel qu'ils véhiculent. Un mot aussi dangereux, sans doute pour les mêmes raisons, nous paraît être celui d'« adaptation ». Qui peut affirmer qu'en l'entendant énoncer il ne suggère pas en lui une notion de valeur favorable ? Un organisme bien adapté à son milieu social ne peut qu'attirer la sympathie, le respect et l'admiration.

Or, les phénomènes d'adaptation me paraissent être exceptionnels. En ce qui concerne la physiologie, par exemple, les ethnies des

Andes vivant autour de 4 000 mètres d'altitude et chez lesquelles on a pu constater que les sujets avaient une microcirculation myocardique considérablement plus développée que celle constatée chez les sujets vivant au niveau de la mer, ce qui leur permet de supporter une faible pression partielle d'oxygène et de réaliser un travail mécanique aussi important que celui fourni par les populations vivant au niveau de la mer, nous paraît être un exemple d'adaptation. En d'autres termes, l'adaptation nous paraît pouvoir être définie par la *possibilité de conserver une autonomie motrice identique dans un milieu différent*. Par contre, quand on passe de la physiologie au comportement il semble que l'on confonde le plus souvent *adaptation* et *soumission*. Dans un ancien ouvrage *Résistance et soumission en physiobiologie* (Laborit, 1954), nous abordions déjà ce sujet. Généralement, un organisme réagit au milieu. Nous avons, dans les pages précédentes, tenté de préciser les mécanismes nerveux et endocriniens de cette réaction. Si la fuite ou la lutte son efficaces, cette réaction n'aboutit pas à l'adaptation mais au contraire à la *conservation* des caractéristiques biologiques et comportementales antérieures. Mais si elles sont inefficaces, nous savons aussi qu'elle n'aboutira pas non plus à une adaptation mais à une *inhibition du comportement*, dont le support neuro-endocrinien consiste en perturbations profondes et stables des caractéristiques habituelles de l'équilibre biologique. Cependant, cette soumission au milieu socio-culturel sera généralement considérée comme une adaptation, alors qu'elle sera la source fondamentale des processus pathologiques. Même le transfert dans un autre système de récompense, que l'on peut dans ce cas rapprocher de la « sublimation » freudienne, ne sera pas toujours capable de faire disparaître les perturbations biologiques, qui resteront soit inapparentes, soit non attribuées à leur véritable cause inadaptative.

Nous verrons qu'alors, les différents systèmes de fuite propres à l'Homme, agressivité, toxicomanie et psychose en particulier, seront les seules ressources pour occulter l'anxiété qui résulte de l'inhibition de l'action gratifiante. Une autre forme plus exceptionnelle de fuite est la mise en vie ralentie de l'hibernant naturel, celle du *conservation-withdrawal* dont nous avons déjà parlé et qui se rapproche de la précédente, ou celle aussi de la neuroplégie par les psychotropes inhibiteurs de la réaction comportementale et de l'hibernation artificielle (Laborit, 1952).

L'erreur commise si fréquemment dans l'emploi du terme « d'adaptation au milieu » vient de la confusion entre les niveaux d'organisation. Le cosmonaute qui se promène sur la lune ne s'est pas adapté au milieu lunaire : il a transporté avec lui son environnement terrestre et continue à y vivre, entièrement séparé dans son scaphandre du milieu lunaire. Si l'on observe un individu et qu'on le considère bien adapté à son milieu, on l'observe du point de vue de son comportement. Or, bien souvent, les accidents pathologiques qu'il présente sont attribués aux microbes, aux virus, à la « diathèse ». Les désordres biologiques qui peuvent rester longtemps inapparents, n'étant pas recherchés, ne sont pas mis sur le compte de son inadaptation au milieu. Et quand ils sont découverts, on leur attribue une autre cause encore, car cet individu si bien adapté « a tout pour être heureux ». Il en est lui-même le plus souvent convaincu et vient chercher chez son médecin la drogue miracle ou l'intervention chirurgicale qui le soulageront. On pourrait dire que le terme d'« endogène » devait ainsi disparaître de la littérature médicale, car ce qui est endogène provient le plus souvent d'une négociation entre le dedans et le dehors qui, à une époque plus ou moins lointaine de l'histoire d'un individu, a abouti à l'échec.

Nous voudrions encore préciser un point qui nous semble revêtir une certaine importance. Depuis les années 50, nous avions l'habitude de considérer (Laborit, 1952) que la pathologie pouvait résulter de la mise en jeu d'un système dit de « défense », dont nous venons de signaler qu'il ne défendait notre vie qu'en permettant l'autonomie motrice, la fuite ou la lutte. Nous considérons ce système comme devenu inadapté aux circonstances de la vie moderne. Nous avons écrit que ce système, qui permettait à l'homme des cavernes de fuir ou de lutter contre l'ours du même nom, était devenu inopérant à la sortie de cette caverne contemporaine qu'est le métropolitain, alors que le patron, le supérieur hiérarchique, ou « l'autre » plus simplement encore, ne pouvaient être fuis ni combattus; que ces moyens de défense étaient devenus inutiles, mais qu'ils restaient toujours fonctionnels, et nous attribuions les désordres physio-pathologiques à cette réaction devenue sans objet. Or, nous voyons aujourd'hui cette opinion se répandre. C'est ainsi qu'on peut lire, dans une « Who chronicle » d'avril 1971 relatant le premier symposium de L. Levi tenu à Stockholm en 1971 sur *Society, Stress and Disease*, que « certaines situations psychosociales sont potentiellement pathogènes parce qu'elles induisent chez certains individus des réactions adaptatives inadéquates » ... « L'homme moderne au sein des sociétés urbaines technologiques est mis en présence de conditions sociales complexes pour lesquelles son répertoire comportemental social inné est souvent inadapté. »

Or, nous sommes aujourd'hui conduits à réviser cette opinion qui fut la nôtre pendant de nombreuses années. En effet, il faut bien comprendre que ce n'est pas cette réaction de fuite ou de lutte, bien isolée par Cannon, et devenue inutile, que maintenant nous pensons être à l'origine de la pathologie réactionnelle chronique, *mais une autre réaction*, celle commandant l'inhibition de l'action quand l'action précédente se révèle impossible.

Aussi paradoxal que cela puisse paraître, nous ne serions pas opposés à ce que l'on considère cette réaction d'inhibition comportementale comme une réaction « adaptative » elle-même, bien qu'elle nous paraisse être la source de la pathologie réactionnelle. En effet, nous avons eu déjà l'occasion de souligner qu'elle était un moindre mal, puisqu'elle évitait la destruction pure et simple de l'agressé par l'agresseur. Elle permet à l'agressé de se faire oublier, elle évite la confrontation. Ce qui fait son danger, c'est qu'elle est capable de durer si les conditions environnementales se prolongent sans changement. Capable d'assurer immédiatement la survie, elle sera capable aussi de mettre celle-ci en danger, si la situation qu'elle fournit, l'inaction, n'apporte pas la solution au problème posé par l'environnement.

On voit combien le terme d'adaptation, auquel nous nous sommes laissé prendre, est dangereux et difficile à utiliser, et ce que l'étude des systèmes, par niveaux d'organisation intégrés, permet d'apporter à sa compréhension.

Enfin, nous ne sommes pas éloignés de croire que, si la persistance de la réaction organique aux agressions aiguës (R.O.P.A.), réaction assurant l'autonomie motrice, est sans doute en grande partie cause de l'établissement des états de choc, comme nous l'avons toujours défendu, un autre programme, celui de l'inhibition de l'action et la réaction qu'il commande, par leur persistance, sont susceptibles pareillement de dominer toute la pathologie chronique, infectieuse, tumorale et mentale.

Conclusion

Volontairement, nous n'avons pas abordé dans cet article l'aspect thérapeutique, ou plus largement, nous n'avons pas envisagé les possibilités de contrôle des mécanismes que nous avons décrits. Nous venons de nous reprendre après avoir écrit « aspect thérapeutique », car pour parler de thérapeutique il faut savoir ce qu'est la maladie. Or, nous avons parlé de physiopathologie pour montrer qu'à notre avis, en dehors d'un aspect *lésionnel* auquel nous sommes confrontés à un moment de l'existence d'un individu, la notion de physiopathologie est difficile à cerner, du fait de la complexité du système de relations individu-milieu dans l'espace et dans le temps. Dans ce tissu complexe de relations, où agir, à quel niveau d'organisation intervenir ? Au niveau biochimique par une thérapeutique pharmacologique ? Ou au niveau neurophysiologique par la psychochirurgie ? Par une psychothérapie, ou par une analyse ? Sur l'environnement par une thérapeutique institutionnelle ou même sociologique ou politique ? Mais aucun de ces moyens n'est capable d'intervenir efficacement sur la *mémoire*, sur l'histoire d'un sujet enfermé dans son système nerveux, et avant de créer d'autre automatismes il serait utile de faire disparaître ceux qui existent déjà. Non pas tous, car on ne peut ramener un sujet au berceau. Il faudrait pouvoir passer l'éponge sur les seuls automatismes qui sont à l'origine des conflits neuronaux aboutissant à l'inhibition de l'action.

Dans *les Comportements* (1973), nous avons décrit les principales molécules intervenant sur les mécanismes biochimiques du fonctionnement cérébral et en conséquence sur les comportements. C'est ainsi que la pharmacologie nous paraît plus intéressante et plus utile comme moyen de recherche, comme instrument permettant une certaine approche expérimentale d'un mécanisme biophysiologique qui a pu être abordé par d'autres disciplines, et qu'elle permet de préciser, que comme source d'agents thérapeutiques qui ne peuvent prétendre pénétrer dans l'histoire du système nerveux du sujet traité.

On peut reprocher à ce modèle de ne pas être opérationnel et, devant la complexité des problèmes qu'il a à traiter, de pousser le thérapeute à l'inhibition de l'action. Nous n'avons nullement l'intention d'être à l'origine d'une pathologie spécifique du médecin en introduisant le doute et l'angoisse dans son action thérapeutique, mais au contraire de le pousser à abandonner un peu de son pouvoir à d'autres disciplines et de coopérer avec ceux qui les représentent. Le problème n'est pas simple à résoudre, car le nombre des médecins se révélerait rapidement insuffisant du fait qu'ils devraient passer avec chaque malade beaucoup plus de temps qu'ils n'en passent, dès lors qu'ils prendraient en charge ses connexions familiales et professionnelles, qu'ils s'introduiraient dans sa niche environnementale non seulement présente mais passée, historique. Dans le système actuel de société, c'est au contraire à une pléthore médicale que l'on assiste, puisque le standing économique du médecin est fonction du nombre de malades qu'il est capable de voir dans une journée, ou de sa spécialisation. Il lui est donc impossible de s'échapper d'une nosologie étroite et d'une thérapeutique purement pharmacologique appropriée. Bien plus, cette thérapeutique pharmacologique a, au cours de ces dernières années, conquis un spectre d'action étendu, qui évite, le plus souvent, même l'effort de diagnostic le plus élémentaire. Je pense, ce disant, à l'emploi des antibiotiques, des tranquillisants et des hypnotiques, par exemple.

Cela ne veut pas dire que ces thérapeutiques pharmacologiques soient inutiles. Elles s'introduisent souvent au nœud des relations entre l'individu et son milieu. Elles peuvent s'opposer à un déséquilibre aigu du premier, mais elles ne changent rien au second, le milieu présent, non plus qu'à celui déjà intériorisé dans le système nerveux de celui auquel elles sont prescrites. Non plus qu'aux rapports à venir entre ce dernier et son entourage immédiat, entre lesquels vont s'instituer des relations à double sens que peu de méthodes nous permettent aujourd'hui de préciser et de contrôler.

Si, pendant que je suis en train de rédiger cet article, j'étais brusquement atteint d'une perforation aiguë d'ulcère de l'estomac, je serais désireux bien sûr que l'on m'emmène le plus rapidement possible auprès d'un chirurgien adroit qui puisse soit assurer l'occlusion de la perforation soit réaliser la gastrectomie d'urgence qui me débarasserait de l'ulcère et de sa perforation, qui en résumé me sauverait de la péritonite généralisée et de la mort. Mais il s'agit là d'une thérapeutique d'urgence. Il est évident qu'il eût mieux valu ne jamais avoir d'ulcère... Je souhaiterais également en cas de pneumonie que l'on m'administre des antibiotiques. Mais il vaut mieux ne pas contracter de pneumonie. Or, chacun de nous est malade suivant la façon dont il « négocie » son milieu par rapport à lui-même. Et lui-même, c'est toute la mémoire de son expérience consciente et surtout inconsciente. La véritable thérapeutique devrait s'adresser à trois ensembles différents. En premier, l'environnement présent et, en particulier, l'environnement social qui permet ou interdit l'action. En second, l'environnement passé, qui est intériorisé dans le système nerveux de l'intéressé et qui va commander son comportement à l'égard de l'environnement présent. Or, cette mémoire est essentiellement inconsciente des conflits et de problèmes résolus ou non résolus qu'elle a engrammés. En troisième, l'organisme présent qui pose un problème physiopathologique actuel, mais qui n'est en réalité qu'une mémoire culturelle confrontant le premier et le deuxième ensembles. Ce n'est que ce troisième ensemble que traite la thérapeutique médicale, même quand elle ne se désintéresse pas complètement de l'« hygiène sociale » et de la « psychologie » du sujet. Mais comment pénétrer dans le système nerveux d'un homme dont nous ne prenons connaissance de l'histoire que par l'intermédiaire de la tromperie du langage et de ce qu'il veut bien lui-même nous dire de son inconscient ? Cet inconscient n'est-il pas pour lui et par définition inconscient ? Il n'y a guère que les phénoménologistes qui nourrissent encore l'espoir de pénétrer le « vécu » de leurs clients en passant par le leur.

Ainsi, pour répondre à la question-titre de cet article : « Est-il possible de pratiquer la médecine aujourd'hui ? » sommes-nous amenés à répondre *oui*, si l'on sait qu'il s'agit d'une médecine d'urgence, qui répond au plus pressé. *Non*, si l'on sait que l'on ne soigne toujours que les conséquences des rapports conflictuels d'un sujet avec sa niche environnementale, familiale, professionnelle, culturelle, religieuse, etc., et que la source historique de ces conflits est profondément enfouie dans son système nerveux où elle se cache même à ses propres regards. Les progrès à venir de la biologie des comportements nous fourniront-ils un jour une grille thérapeutique plus efficace ?

Bibliographie

LABORIT, H., *Réaction organique à l'agression et choc*, Paris, Masson, 1952.

LABORIT, H., *Résistance et soumission en physiobiologie. L'hibernation artificielle*, Paris, Masson, 1954.

LABORIT, H., *Du soleil à l'homme. L'organisation énergétique des structures vivantes*, Paris, Masson, 1963.

LABORIT, H., *les Comportements. Biologie, Physiologie, Pharmacologie*, Paris, Masson, 1973.

LEVI, L., « The Psychosocial Environment and Psychosomatic Disease », *Society, Stress and Disease*, vol. I, London, New-York, Toronto, Oxford University Press, 1971.

Médecine du corps ou de l'homme ?

PIET NIJS

Introduction

Nous aborderons cette question en tant que psychiatre évaluant dix ans de pratique dans une clinique de gynécologie. De fait, c'est l'introduction en 1968 de la contraception orale au service gynécologique de Louvain qui justifia les services permanents d'un psychiatre. Cette donnée historique démontre que les conseils en matière de contraception posent des problèmes qui dépassent le champ de la technique, du corps et de la médecine traditionnelle.

À cause de sa formation, le médecin s'est orienté de façon spontanée, en 1968, vers les aspects somatiques de la contraception, c'est-à-dire vers une médecine du corps. Cependant, il se heurta rapidement aux problèmes psychosociaux directement liés à la contraception orale. C'est l'évolution entraînée par des idées nouvelles et par des glissements quelquefois imperceptibles, c'est le cheminement ardu d'une médecine du corps vers une médecine de l'homme qui fera la trame de l'histoire que nous allons esquisser ici. Les étapes majeures de ce cheminement seront soulignées dans le contexte de la régulation de la fertilité et de la sexualité, tel qu'il s'est présenté d'ailleurs au cours de ces années.

Le début de notre collaboration avec les gynécologues n'a pas été facile. Jeune psychiatre, nous étions peu préparé à nous adapter avec souplesse. Venant de la médecine contemplative absorbée par le drame existentiel de l'homme, nous ne nous sentions pas à l'aise dans une clinique de gynécologie et d'obstétrique où règne une mentalité chirurgicale du type : l'action thérapeutique implique l'intervention active et sentie du traitement. Inversement, pour certains gynécologues, le jeune collègue psychiatre était plutôt « spécial » que spécialiste. Car en fait, il ne faisait rien et il avait les mains toujours propres; il ne touchait à rien : ni instrument, ni corps. « Madame, demandait le chef de service, avez-vous déjà été examinée par ce médecin de notre service qui ne vous examine pas ? »

Voici comment s'est déroulée la première consultation en planification familiale. Le psychiatre et le gynécologue entrent dans le cabinet du médecin. La patiente monte immédiatement sur la table; il n'y a pas de chaise. Au mur est suspendu un petit pupitre sur lequel on place le dossier. Le gynécologue pose quelques questions très précises. Son visage est tourné vers le mur. Le tout se termine après quelques minutes par l'examen gynécologique. Entre temps, le psychiatre est toujours à la recherche d'une chaise; évidemment, il préférerait être assis pour parler de contraception avec une patiente couchée. Mais voilà que le gynécologue l'entraîne déjà vers la salle suivante où, grâce à l'infirmière, une autre patiente est déjà couchée. On ne perd pas de temps. Tels sont les faits authentiques entourant une consultation de niveau universitaire, sur la question de la contraception.

C'est à partir de cet état de faits que nous avons cherché à satisfaire le minimum de conditions nécessaires pouvant apporter une aide efficace aux personnes et aux couples ayant des problèmes de contraception. Nous avons mis du temps à nous rendre compte qu'une femme demande un conseil en matière de contraception parce qu'elle vit avec un homme. Au début, il n'y avait pas de place prévue pour lui. Lors de la consultation, on trouvait sa présence gênante. La participation du mari devait causer des difficultés à plusieurs reprises, en particulier lors d'une demande de contraception définitive ou lorsque la contraception était contre-indiquée pour des raisons médicales.

Les conseils en matière de contraception

Quelles sont donc les conditions minimales sur le plan de *l'espace et du temps* qui permettent de parler de contraception ? D'ailleurs, comment une conversation serait-elle possible lorsque la malade et le médecin ne se voient pas ?

Au cours des années, nous avons complètement transformé cet espace. À côté de la table d'examens, il y a maintenant un bureau et quelques chaises. Le gynécologue, de son côté, a appris non pas à donner plus de temps mais à l'organiser plus efficacement. Pour cela, il a fallu que le psychiatre et le gynécologue s'adaptent l'un à l'autre, qu'ils fassent plus que travailler ensemble et apprennent à se parler dans une langue commune accessible à chacun des spécialistes formés différemment. Il est déplorable en effet que leur « jargon » respectif, malgré l'ouverture d'esprit, engendre tant de mésententes. Toutefois, notre expérience confirme que des contacts quotidiens avec les gynécologues pendant plusieurs années et surtout la réunion hebdomadaire de l'équipe, de même que le séminaire mensuel sur la psychosomatique en gynécologie, ont permis à la psychiatrie d'orienter la gynécologie dans un sens psychosomatique. Au modèle organique s'est substituée une approche globale de l'homme (biologique et humaine). Le résultat de cette collaboration a été double :

- Parce que les gynécologues ont appris à résoudre eux-mêmes les problèmes de contraception orale, le psychiatre a été consulté de moins en moins sur cette question.
- Simultanément, le travail des psychiatres s'est orienté vers le traitement de problèmes sexuels et relationnels (entre partenaires et en famille), perçus par les gynécologues.

Ainsi, le problème de la contraception, d'abord assez simple, s'est déplacé vers des questions bien plus complexes : par exemple, la contraception chez les mineurs dans les cas de relations extra ou pré-maritales, la demande de stérilisation pour les arriérés mentaux, etc. Et dans tout cela, il ne faut pas oublier le climat social qui régnait au cours des années 60 (et pas seulement en 1968), à Paris et à Rome.

Règles concernant les conseils en matière de contraception

Un conseil sérieux en matière de contraception répond à la question suivante : qu'est-ce qui, pour les personnes impliquées dans une relation (et non pour le médecin), est techniquement possible, acceptable et moralement justifié ? Mais, parler de ce qui est acceptable sous-entend ce qui est acceptable à la fois pour le couple et pour le médecin. Le couple qui s'adresse au médecin, convaincu que celui-ci, de par sa compétence, détient la solution à leur problème de contraception, lui tend un piège. Comme l'a dit Mary Calderone, les médecins ne sont pas des experts en sexualité. Le manque de formation dans le domaine des problèmes psychosexuels expose le médecin à réagir en fonction de ses propres expériences, de ses réussites et de ses échecs. C'est pourquoi un bon conseil en matière de contraception suppose toujours :

- l'information nécessaire et accessible au couple;

- sa capacité d'écouter « avec l'ouverture d'une troisième oreille », afin de saisir exactement les difficultés et de trouver une réponse. Cela demande un minimum de temps libre, de sorte qu'il faut organiser le temps disponible de façon à ce qu'un dialogue bien dirigé soit possible.

Ce genre de conversation ne doit donc pas se tenir debout alors que les participants sont debout; au contraire, ils doivent tous être assis. La bonne information comprend l'information aussi bien sur les aspects techniques et corporels de la contraception que sur les aspects émotionnels et relationnels. En effet, là où il n'y a pas de relations sexuelles, la contraception est superflue; c'est donc *la relation* qui *prime*. Répétons-le : le médecin formé à une médecine somatique doit s'ouvrir à la dimension totale d'une relation humaine.

Une médecine de l'homme se situe aussi au niveau du dialogue. Une des règles de la logothérapie selon Weyel est que, dans le champ psychique d'un patient, on ne dépasse jamais le niveau atteint dans son propre champ psychique. Ainsi, il n'est pas rare que les médecins communiquent leurs propres préférences et aversions à leurs patients en utilisant des arguments prétendument scientifiques et objectifs.

Une autre règle demande au médecin de maîtriser ses propres sentiments au moment d'un entretien. C'est une condition nécessaire pour établir un dialogue qui veut dépasser le niveau des monologues juxtaposés. Cela exige une formation et une certaine énergie, car il faut être conscient que l'image d'un médecin surmené et empressé a un mauvais effet sur le patient.

Disons en conclusion que les demandes de contraception, qui sont aussi des demandes d'accès à la jouissance, constituent un défi pour le médecin déjà absorbé par la souffrance humaine.

La contraception définitive par intervention chirurgicale

Notre expérience confirme la thèse suivant laquelle la stérilisation chirurgicale se situe dans le prolongement de la contraception réversible. Il arrive souvent qu'un couple qui a utilisé un moyen de contraception sûr pendant des années, demande spontanément la stérilisation.

Dès le début des années 70, nous avons dû faire face à un nombre croissant de demandes de stérilisation permanente. Nos principes et notre pratique médicale ont été à nouveau mises en question. En effet, la stérilisation étant une intervention chirurgicale, il est évident qu'elle ne se pratiquait que si elle se justifiait médicalement. Il était également évident, du moins dans cette perspective, que la décision en cette matière relève du médecin. Naturellement, dans ce système de référence, la stérilisation ne pouvait être envisagée que lorsque l'état de santé physique d'une femme ne permettait pas d'autre traitement. Ce genre de thérapeutique (sur recommandation médicale et plus tard eugénique) ne laissait pour ainsi dire pas de place à la libre décision de la femme et du couple dont le rôle se limitait à consentir ou à refuser l'intervention. Cela dit, on comprend également que, pour enlever tout soupçon sur le bien-fondé de la décision médicale, on a continué en Belgique, pendant des années, à faire des hystérectomies au lieu de ligatures de trompes. C'était la « signature chirurgicale » résultant d'une action menée de façon unilatérale par le médecin, seul compétent en ce domaine. La malade restait muette. La femme ou le couple n'avait qu'à se soumettre, bon gré, mal gré, à cette intervention mutilatrice.

On comprend dès lors que la requête de stérilisation par le couple lui-même soit devenue un problème pour le personnel médical. Dans ce cas, il n'y avait aucune trace d'une souffrance quelconque; il s'agissait simplement d'une demande de contraception faite par un couple responsable. Il n'y avait ni maladie ni souffrance, mais tout au plus une certaine « incommodité », à savoir l'inconfort des moyens contraceptifs.

Est-ce que le rôle du médecin devait alors se réduire à celui de simple exécutant technique d'une intervention ? Il s'est révélé très vite que le médecin n'était pas le seul à pouvoir donner des conseils ou des informations techniques sur l'intervention. Il fallait d'abord établir une relation avec le couple; puis, après lui avoir fourni les données de base, instaurer une situation favorable à la discussion. Le psychiatre, en accord avec le gynécologue devait aider le couple à comprendre les motifs et les conséquences de sa demande. En plus de les informer, il fallait demander si l'un et l'autre avaient suffisamment réfléchi, et si leur décision avait été prise d'un commun accord, indépendamment des problèmes de l'un des partenaires ou de leurs difficultés émotives.

Comme il s'agissait avant tout de vérifier le bien-fondé et la lucidité de la demande d'un couple, on voulait empêcher que l'homme ou la femme soit soumis à cette intervention sous son seul aspect physique. Les partenaires participaient ensemble et activement à l'événement qui les concernait individuellement et comme couple, puisqu'il s'agissait d'un adieu définitif à cette période de la vie humaine où la procréation est une possibilité. Leur désir d'avoir des enfants avait-il été réellement satisfait en toute connaissance de cause ? Y avait-il un décalage entre le nombre d'enfants qu'ils avaient désiré et celui qu'ils avaient eu ? Si oui, comment avait-on remédié à ce décalage ? Quel niveau d'épanouissement avaient-ils atteint au moment de leur décision de dissocier la sexualité et la procréation en recourant à la stérilisation ?

Il n'y a aucun doute que le fait de poser le problème en termes de relation est devenu le critère déterminant : position parfois délicate à cause de ses implications pour certaines personnes, par exemple pour les personnes non mariées, divorcées, et pour les veufs et les veuves dont le partenaire n'était que virtuellement présent. De plus, la *décision unanime* sur la stérilisation proposait, au-delà de l'entente des partenaires, un accord entre le couple et l'équipe médicale. Nous pensons que l'intervention médicale ne se limite pas au seul moment de l'opération chirurgicale. La fertilité d'un couple couvre au moins un quart de siècle. Au cours de cette période, le couple est amené à consulter plusieurs fois son médecin dans le domaine de la planification des naissances. À travers le cheminement du médecin et du couple, apparaît progressivement la possibilité de la contraception permanente. Un entretien avec le psychiatre permet d'éclaircir les éléments troublants. Finalement, une évaluation des résultats de l'intervention permet au couple de faire un adieu définitif à la fertilité. Ce dernier entretien peut jouer un rôle important dans une société qui tend toujours à considérer la stérilisation comme un sujet défendu ou tabou.

Du conseil psychiatrique à l'équipe-conseil

La présence du psychiatre « ne faisant rien », lui-même d'ailleurs effet secondaire de la pilule, a donné lieu à un autre événement remarquable, à savoir le développement d'une équipe interdisciplinaire (M. de Wachter *et al.*, 1976).

En effet, environ un an après « l'arrivée » du psychiatre, il se produisit un fait nouveau : la création d'une équipe échappant au modèle de la discipline médicale. Cette équipe comprenait, en plus de deux gynécologues et d'un psychiatre, un andrologue, un urologue et un éthicien. Ces spécialistes devaient bientôt créer une nouvelle unité appelée : « Fécondité et stérilité humaine ». L'objectif de cette unité était aussi bien l'aide clinique que l'étude théorique des aspects humains et biologiques de la fécondité.

« Le couple, sa fécondité et l'équipe-conseil » est devenu le thème des membres de l'équipe. Le lecteur reconnaîtra ici l'analogie avec le message de Balint « Le médecin, le malade, la maladie ». On constate toutefois un changement de priorité. L'ordre des termes a été inversé : le couple en tête, et l'équipe ensuite. De plus, il s'agit bien de fécondité et non de maladie.

Nous sommes déjà loin du modèle classique d'une médecine du corps. Il est clair que l'accent a été mis sur la relation humaine, c'est-à-dire sur une médecine de l'homme. Au lieu du malade, on était en présence du couple. Cette approche devrait intéresser d'autres domaines de la médecine. En effet, en dehors de ce secteur, et indépendamment de sa réussite ou de son échec, le couple demeure toujours passif dans l'acte médical. Ici, au contraire, les partenaires sont les premiers à aborder la question. Il sont assistés par une équipe dont le rôle ne se limite pas à fournir des renseignements justes, mais à développer leur sens des responsabilités. L'autonomie du couple en matière de fécondité était au centre des préoccupations de l'équipe. Ainsi, le médecin n'était plus le seul spécialiste concerné. Le couple qui demandait conseil à un des membres de l'équipe recevait de fait l'avis de l'ensemble des membres du groupe formé en unité organique, en « Gestalt ». Ce Gestalt a été non seulement le produit d'un travail d'équipe à l'hôpital, mais aussi de réunions tenues le soir ou en fin de semaine, au cours desquelles les membres lisaient ou discutaient de textes de nature médico-technique, psychosociale ou éthique, sur des questions relevant de la fécondité et de la sexualité. Peu à peu, une relation interdisciplinaire s'est établie, qui en même temps nous a permis de faire l'apprentissage de l'écoute attentive et bienveillante nécessaire pour établir un dialogue avec le couple.

Il y eut certes des moments difficiles pour ceux d'entre nous qui avaient du mal à se libérer de certains aspects de leur formation. Il leur fallait, en effet, dépasser le modèle médical étroit, individualiste et organique, et adopter une approche relationnelle du couple en difficulté sur le plan de la fécondité ou de la sexualité. Pour le psychiatre, s'ajoutait un obstacle supplémentaire : celui de se libérer du modèle psychanalytique, lequel risque de camoufler la réalité psychosociale sous des fantasmes séduisants.

Qu'est-ce qui, en définitive, a motivé la formation de cette équipe ? Essentiellement, le besoin, exprimé par les couples eux-mêmes, de recevoir de l'information non seulement sur les moyens contraceptifs mais sur l'ensemble de la question de la fécondité et de la sexualité. Ainsi, l'équipe s'est interrogée de façon continue sur sa pratique et sur les perspectives qui se révélaient petit à petit.

Grossesse problématique et demande d'avortement

Les interrogations ont porté également sur les grossesses-surprises et sur les grossesses menaçant la vie de la mère ou menaçant d'endommager le fœtus de façon infectieuse ou chromosomique; dans ces cas, très souvent, on demandait l'avortement. Ainsi, au début des années 70, un nombre croissant de jeunes non mariées (par exemple, des étudiantes), paniquées devant la perspective d'hypothéquer leur avenir, demandaient l'avortement.

Une fois de plus, l'équipe se trouvait confrontée à un problème : comment concilier le biologique et l'humain à l'intérieur de la sexualité et de la fécondité. Nous devions nous demander si la difficulté de concilier ces deux aspects est la seule cause des situations où l'homme se laisse déterminer par le processus biologique qui détruit sa liberté. En d'autres termes, Freud avait-il raison de dire que l'anatomie est une destinée ? Ainsi, comment devions-nous concevoir notre aide de telle sorte qu'elle sauve le plus possible la liberté de l'homme ?

L'élément essentiel de notre politique était de savoir quelle direction suivre à partir du moment où l'on ne considère plus la procréation comme un processus discontinu mais continu ? La contradiction apparente entre la contraception et l'avortement s'estompe lorsqu'on ne considère pas seulement l'application d'une méthode, mais aussi le moment où cette méthode intervient dans le processus de la procréation. La première, c'est-à-dire l'application renvoie au moment conscient du comportement contraceptif, l'autre, c'est-à-dire l'intervention réelle se rapporte à l'effet biologique. Cette problématique est devenue le point de départ d'une réflexion théorique et d'une nouvelle définition du contenu concret de cette totalité qu'est l'humain et le biologique. C'est cette vision humaine de la fécondité et de la sexualité que nous présenterons dans les pages suivantes.

Le couple stérile

Au départ, notre équipe n'a fait que refléter la conception de la contraception dans la société. Mais la régulation des naissances ne signifie pas seulement « limitation » mais aussi « encouragement » à la procréation, en particulier pour un couple peu fécond ou totalement infécond. La stérilité biologique, ne fût-ce que d'un seul des partenaires d'un couple, constitue d'abord un problème humain.

Dès le début, nous avons constaté combien ces couples sont isolés dans notre société. Aussi, une question s'imposa-t-elle immédiatement : comment aider le couple à assumer son infécondité ? Il n'était guère facile de soutenir un couple dans ce cheminement. La plupart de ces couples avaient déjà subi des tests de laboratoire dans une atmosphère froide, technologique, impersonnelle, et presque indifférente à la souffrance et à l'impuissance humaine. Le décalage entre l'application de la dernière méthode de recherche ou de thérapie et un traitement humain avait parfois été douloureux. Aussi, la tâche principale du psychiatre était-elle d'amener ce couple vers son nouvel état « non-procréatif », seule manière de l'inciter à avoir des enfants par d'autres moyens. Or, cela supposait d'abord qu'un couple réussisse à faire un nouveau choix lucide dans les motivations et les conséquences, de la façon la plus libre possible (c'est-à-dire libre de la pression unilatérale d'un des partenaires ou de la famille, et surtout exempt de problèmes ou de conflits intérieurs, de culpabilité, de révolte ou d'infériorité).

Toute cette problématique était extrêmement délicate à appliquer. Il s'agissait d'évaluer avec le couple les risques et les possibilités présentes et futures de devenir parents soit par l'adoption, soit en devenant famille d'accueil, ou grâce à l'insémination artificielle par donneur. Ainsi, en quelques années, nous avons aidé près de 200 couples souhaitant adopter un enfant et 600 couples demandant l'insémination artificielle par donneur.

Nouvelle définition de la régulation des naissances

Il est d'usage de définir la régulation des naissances par la régulation du *nombre* d'enfants obtenus par la limitation ou par la croissance. Cependant, dès le début, nous avons rencontré un couple qui, à cause d'une maladie héréditaire récessive, ne pouvait avoir que des enfants malformés; or, ce couple, bien que non complètement stérile, souhaitait l'insémination artificielle. Cette expérience permit à l'équipe interdisciplinaire de découvrir une nouvelle dimension de la régulation des croissances. Dès lors, il ne fallait plus penser seulement en termes de *nombre* d'enfants mais également en termes de qualité. Par ailleurs, cette expérience confirmait de façon explicite un souci de qualité dont on n'avait jamais tenu compte dans la sélection des donneurs.

Par une autre voie encore, nous étions amenés à une nouvelle donnée : celle du droit pour l'enfant de naître aussi parfait que possible. Cette thèse est soutenue par la conviction que neuf mois de grossesse et une naissance sont d'une importance capitale pour l'avenir d'un enfant. Par l'expression « naître aussi parfait que possible », nous pensions d'abord à l'aspect corporel qui, sans le moindre doute, est la base du développement de l'homme. Le souci fondamental d'une obstétrique moderne comportait ainsi le contrôle technique et la surveillance de la grossesse en examinant le couple qui avait décidé d'avoir un enfant. La sécurité de la future mère et celle de l'enfant à venir vont de pair.

La portée de cette politique est évidente. Le vingtième siècle a connu une révolution sur le plan de la contraception; les moyens sûrs et relativement simples de planifier les naissances sont récents. Le couple, voire toute la population, en subit les conséquences. Même si, comme le disait U. Thant (lors de la journée *des droits de l'homme*, en décembre 1966), « le pouvoir de décider du nombre et de l'espacement des enfants est un droit humain fondamental », il faut reconnaître qu'on se soucie de plus en plus de savoir quels enfants pourront croître harmonieusement dans notre société. Cet intérêt pour la qualité a mis un quart de siècle à se manifester, mais il a notoirement enrichi la notion de parenté responsable. Désormais, on accepte de moins en moins qu'un homme nouveau soit le produit d'un accident biologique, du hasard ou de la « volonté de la nature ».

Au contraire, la planification des naissances implique qu'un couple s'organise pour que l'enfant désiré arrive au moment propice, c'est-à-dire au moment où on peut lui offrir l'espace et la stabilité nécessaires à sa croissance. Ainsi, l'enfant est déjà conçu au moment de l'attente du couple, avant de prendre corps à partir du moment de la conception.

Cette planification est toutefois plus qu'un calcul froid. On évite que l'enfant soit laissé pour compte; au contraire, on cherche l'équilibre entre la rationalité d'une « parenté intelligente » et la capacité émotive de la relation amoureuse des partenaires. Ainsi, l'assistance en matière de contraception fournit au couple les renseignements techniques sur la question et l'aide à devenir responsable de sa procréation.

L'expérience de la grossesse

Cette approche « humaine et biologique » de la fécondité implique aussi la notion de paternité responsable. Les parents peuvent ainsi se justifier devant eux-mêmes, devant l'enfant et devant la société, d'avoir donné naissance à « notre enfant ». C'est ce qui nous a amenés à concevoir la grossesse en tant qu'expérience vécue d'une relation prénatale avec l'enfant à venir. L'information sur les changements corporels, une meilleure compréhension des raisons de vouloir un enfant, la propre expérience d'une femme enceinte et sa relation avec l'enfant à venir, de même que les conséquences sur la relation des partenaires et le développement de la vie de famille constituent autant de dimensions propres à l'attente heureuse.

Toute grossesse dépasse l'événement biologique; elle est un événement familial, puisqu'au départ il y a une relation. Un homme et une femme se sont rencontrés, et un enfant a été conçu. Bien que la femme soit la seule à porter la réalité physique d'une grossesse, nous devons tenir compte du couple. L'approche en termes de relation définit l'utérus comme le milieu physiologique idéal, mais elle souligne en même temps l'importance de cet utérus social qu'est la famille, pour l'évolution harmonieuse de l'enfant.

En obstétrique, l'accent se déplace ainsi de la mortalité périnatale à la morbidité périnatale. On ne demande plus seulement si l'enfant vivra ou non, mais plutôt quelles chances ou quels risques cet enfant court à la naissance ? Le droit de naître aussi parfait que possible inclut donc un milieu social et une éducation de qualité, ce qui, une fois de plus, constitue une forme concrète de l'approche humaine et biologique dans une médecine de l'homme.

L'euphorie de l'attente est souvent trompeuse. Notre société, et non seulement le monde médical, porte presque exclusivement attention aux cas difficiles, tragiques ou problématiques. La situation ordinaire d'une femme enceinte peut être oubliée, et l'attention nécessaire à la mère et au futur enfant risque d'être insuffisante. En fait, nous devons penser qu'il s'agit d'une histoire unique : celle d'un homme nouveau en devenir.

De la planification familiale au bureau de consultation « mariage et famille : sexologie »

Les tendances nouvelles de la demande d'aide tout autant que des services offerts, se reflètent en partie dans les données suivantes : durant notre formation en psychiatrie (1963-1966), le pourcentage de clients de la polyclinique psychiatrique provenant de la clinique de gynécologie était de 1,5 pour 100 environ (c'est-à-dire près de 150 consultations); or, depuis 1976, notre section « mariage et famille : sexologie » a largement dépassé les 5 000 consultations par an; bien sûr, cela n'a pu se faire que grâce à la collaboration à plein temps d'un assistant en psychiatrie clinique, de quelques femmes sexologues et d'une assistante sociale.

Cependant, non seulement le nombre de consultations a augmenté, mais le genre de problèmes a changé. Si le domaine de la contraception (orale) est relativement simple, les choses ont changé lorsque les gynécologues, en adoptant une approche médico-psychologique, ont commencé à assister les couples comme tels. Par la suite, les demandes adressées au psychiatre relevaient de dysfonctions sexuelles, de difficultés dans les relations ou de problèmes maritaux ou familiaux. La demande répétée d'un traitement nous a conduits, entre autres choses, afin de raccourcir la durée de ces traitements, à introduire parallèlement à une approche psychodynamique, une approche psychothérapeutique du comportement où les éléments suggestifs sont présents. Ainsi, le traitement des dysfonctions sexuelles a emprunté certaines données au programme de Masters et Johnson, en les adaptant à la consultation en gynécologie.

Par ailleurs, les couples eux-mêmes ont entraîné par leurs demandes des changements dans la problématique de la fécondité et de sa régulation. Assez souvent, par exemple, de jeunes couples, ou des hommes ou des femmes non mariés (parfois bien au-dessous de la trentaine) ont demandé une contraception définitive parce qu'ils ne souhaitaient pas avoir d'enfants. Il est arrivé aussi que les membres d'un couple souhaitent une stérilisation parce qu'ils ne voulaient pas s'engager de façon permanente; ou encore, des parents nous ont amené leur fille handicapée mentale, craignant les dangers d'une grossesse, surtout lorsqu'ils ne seraient plus là. De même, une personne d'un âge avancé qui avait quitté son mari et vivait dans une situation extra-maritale, nous a demandé une stérilisation sans avoir consulté son partenaire légal. Certaines de ces demandes, cela va sans dire, ont surpris le médecin, mais il fallait les aborder avec intégrité. En principe, on ne devait refuser aucune demande. Le moins qu'on pouvait faire était de la considérer comme venant d'une personne ou d'un couple en détresse. Souvent, ces problèmes étaient masqués par une étiquette révélant très peu le contenu. Et c'était précisément avec cette carte de visite qu'il fallait évaluer le problème et essayer avec la personne concernée de cerner ses besoins réels.

À peu près à cette époque, les demandes des personnes stériles se sont compliquées de plus en plus. Pour orienter le lecteur, voici un rapide inventaire de la question.

Une femme divorcée qui s'était fait stériliser après un avortement est venue nous voir avec son amant pour demander une intervention gynécologique lui rendant sa fécondité. Elle, et lui surtout souhaitaient des enfants. Le gynécologue percevant la situation au-delà de l'opération microchirurgicale, s'est demandé, avec raison, si une telle intervention était justifiée; il doutait des motivations de cette demande.

Une autre femme sans enfant, mariée à un homme souffrant d'une sclérose en plaques assez sérieuse, voulait un examen approfondi de sa fertilité et au besoin un traitement, et cela, quelques jours après que le neurologue lui eut communiqué le diagnostic concernant la maladie de son mari, alors que lui n'avait pas encore été informé de son état.

Un couple fertile ayant des enfants s'est offert pour remédier à la stérilité de la sœur jumelle de la femme. Ces gens étaient prêts à mener une ou deux grossesses à terme par insémination avec le sperme du beau-frère, mari de la sœur jumelle stérile. Par la suite, le couple stérile devait adopter les enfants.

Un autre couple, dont la femme était biologiquement stérile, a demandé d'inséminer une femme inconnue avec le sperme de son mari. Celle-ci devait mener la grossesse à terme dans des conditions psychosociales favorables, et ensuite donner l'enfant en adoption. Enfin, un jeune couple dont le mari stérile dépendait d'un rein artificiel en attendant une transplantation, est venu nous voir après une longue discussion, pour demander une insémination artificielle avec le sperme d'un donneur.

L'assistance des personnes dont l'union pose des risques sur le plan de la reproduction est une question extrêmement délicate lorsqu'il s'agit par exemple d'une translocation autosomique équilibrée impliquant le risque d'un enfant mongolien, d'une nouvelle génération porteuse ou de maladies liées au sexe. En effet, ces couples doivent non seulement envisager une grossesse dans cette perspective, mais en plus avoir l'énergie nécessaire pour faire face à l'incertitude et à l'anxiété d'une grossesse qui peut être interrompue après prélèvement du liquide amniotique. Dans ce cas, on doit espérer que la femme devienne enceinte une, deux ou trois fois s'il le faut, jusqu'à ce que le fœtus soit sain.

Ici encore, il est clair que les moyens technologiques de la médecine moderne donnent une énorme responsabilité aux couples, et plusieurs d'entre eux ne sont pas capables de l'assumer sans une assistance compétente. Il est devenu clair aussi qu'un seul spécialiste, peu importe sa formation, n'a pas la compétence requise pour répondre à certains problèmes en rapport avec la fertilité et la sexualité. Le travail interdisciplinaire s'est révélé bien plus qu'une tentative de refaire cette unité complexe fragmentée par les disciplines de la médecine du corps; de fait, la totalité d'un problème perçu dans le *réel* de la vie humaine dépasse la somme des questions partielles posées par les disciplines.

Une *réponse intégrale* sera, par conséquent, plus que les réponses partielles apportées par les disciplines. Le rassemblement de plusieurs de ces disciplines partielles risque de produire une juxtaposition de monologues. Une bonne communication suppose un *nouveau langage* qui représente mieux le réel que ne le fait aucun des jargons. Le médecin de formation somatique aura des difficultés à communiquer avec les spécialistes des sciences humaines à cause de son intérêt primordial pour les phénomènes mesurables d'origine biologique. Le psychiatre, par contre, évolue sur un terrain en principe moins quantitatif, puisque le facteur « liberté » dans le comportement humain dépasse toujours le hasard du processus biologique. Ainsi, ces spécialistes ne se rencontrent pas tant dans un espace géographique, mais plutôt à l'intérieur de cette terre inconnue — *terra incognita* — qu'est un problème humain concrétisé chez une femme ou un couple particulier en difficulté (M. de Wachter *et al.*, 1976).

La bonne réponse se trouve précisément dans cette rencontre. Il ne s'agit pas d'une vérité simplement objective de la médecine du corps, mais d'une vérité *intersubjective* de la médecine de l'homme. Cette *terra incognita* est peut-être aussi une terre promise où le couple, l'homme et la femme, le mariage et la famille sont au centre de cette communication nouvelle, de ce langage nouveau.

Une approche humaine et biologique

Nous pouvons maintenant résumer ce que nous entendons par une approche humaine et biologique de la fécondité humaine. La fécondité humaine dépasse la seule procréation biologique. L'approche globale est fondée sur la conviction que la dimension biologique de l'homme ne se déploie totalement que lorsqu'elle est informée par l'humain et, à l'inverse, que la dimension humaine ne se réalise que si elle est solidement enracinée sur le plan biologique. Il ne s'agit nullement d'un accouplement artificiel de deux données séparées et sans référence de l'une à l'autre; ce sont les disciplines scientifiques qui ont divisé la réalité et isolé artificiellement ces deux aspects partiels. Or, cet isolement déforme la réalité. Vue exclusivement sous l'angle biologique, la fécondité optimale chez la femme se situe vers l'âge de 18 ans; elle diminue ensuite progressivement. Si l'on vivait en suivant ce cycle, on risquerait de ne pas assumer notre caractère humain; de même, on pourrait entraîner des répercussions négatives sur la croissance biologique. Le degré de maturité optimum de la paternité exige une formation au niveau psychosexuel dont la qualité et la stabilité sont dues à une évolution progressive qui ne se fait jamais en brûlant les étapes. Si, par contre, on attend que cette maturité soit accomplie et harmonieuse, on se verra puni à nouveau par le temps qui diminue et finit par faire disparaître les chances de procréer. Ainsi, la fonction biologique de procréation et la paternité comme rôle psychosocial se complètent mutuellement. Il s'agit d'un équilibre qui n'existe pas dans l'abstrait mais dans le vécu réel d'un couple.

Dans cette approche humaine et biologique, l'aspect humain prime. Il guide les décisions, leur donne un sens, même si l'aspect biologique détermine, sur le plan quantitatif, le niveau qualitatif que l'humain veut atteindre.

Un homme et une femme ne sont pas un assemblage d'outils de reproduction. Ils ne sont pas non plus un ensemble d'organes de procréation. Ceux-ci jouent un rôle dans les chances et les difficultés du couple, mais les partenaires sont en fin de compte les seuls à réaliser leur paternité. C'est pourquoi on aurait tort de réduire la paternité humaine à une question de trompes de Fallope déformées. On peut voir une preuve de l'intégration de l'humain et du biologique dans les difficultés que présente la grossesse chez les adolescentes non mariées. En dépit du fait qu'elles se trouvent au moment le plus fécond de leur période de reproduction, on rencontre chez elles un taux très élevé de mortalité et de morbidité périnatales, causé entre autres par des accouchements avant terme. Malgré les progrès de la médecine dans les soins des prématurés, les obstétriciens et les pédiatres confirment que le milieu idéal de l'enfant reste l'utérus qu'il a quitté prématurément.

D'une façon analogue, la grossesse des adolescentes non mariées démontre l'avantage de mener une grossesse à terme dans la sécurité d'un milieu psychosocial et d'une relation stable.

Ni la biologie, ni les sciences humaines ne doivent se faire d'illusions lorsqu'il s'agit de saisir la réalité humaine dans son ensemble. La reproduction de l'individu appartient à la physiologie, celle de l'espèce à la biologie, la natalité est une question de démographie, mais la paternité se situe au niveau des relations. La paternité est normale lorsqu'elle dérive de la sexualité entre partenaires, c'est-à-dire du désir commun des partenaires d'avoir un enfant. Le désir de paternité cependant attribue la première place à la relation des partenaires; elle refuse que « l'intention sexuelle » (Van Lier) soit réduite à une « intention reproductive » (Buysse).

Enfin, l'approche humaine et biologique est confirmée par les cours traitant de la fécondité, dispensés au niveau du doctorat en gynécologie. Ces cours sont conçus dans une perspective multidisciplinaire par un gynécologue, un obstétricien, un andrologue, un urologue et un psychiatre. On y traite non seulement de la biologie, de la fertilité de l'homme et de la femme, mais aussi de la formation du « lien » psychosexuel. En matière de contraception, on ne souligne pas seulement les aspects médico-biologiques, mais également les aspects psychosociaux.

Conclusion

Quel long cheminement avant que l'*humain* et le *biologique* ne se rencontrent ! Au début, nous avions le psychiatre « qui ne faisait rien », aux mains toujours propres; aujourd'hui, les problèmes de l'insémination artificielle par donneur, la sélection des donneurs, l'adoption, l'avortement après la ponction du liquide amniotique, etc., ont mené ce psychiatre « qui ne faisait rien » à intervenir sur la vie.

Quel chemin et quel aboutissement ! Doit-on penser que toute rencontre humaine se produit sous le signe de la *détresse humaine* ? Voilà le chemin que nous avons parcouru ensemble au cours des années, parfois d'un pas ferme, parfois d'un pas hésitant. Toujours conscients de notre déformation clinique qui pouvait nous amener à négliger le vaste champ des valeurs humaines et de la vérité.

Souvent, aussi, nous avons senti le besoin d'avoir recours aux valeurs éthiques qui n'étaient pas toujours faciles à aborder.

Il nous reste, de ce tâtonnement dans l'obscurité, une consolation hégélienne : « Le hibou de la minerve ne prend pas son essor que dans la pénombre »; et pour nous, croyants, le message évangélique des disciples d'Emmaüs ! « Seigneur, restez avec nous, car la nuit tombe. » (Luc 24, 29)

Bibliographie

NIJS, P., « Réflexions critiques sur les expériences d'un Centre universitaire de consultations conjugales et sexologiques », in *Actes XVIII, Colloque international de sexologie*, Leuven, Centre international Card. Suenens, 1977, p. 178-183.

DE WACHTER, M., *et al.*, *Menselijke vruchtbaarheid en geboortenplanning. Het paar en zijn begeleidend team* (Fécondité humaine et régulation des naissances. Le couple et son équipe-conseil), Brussel, Elsevier Sequoia, 1976.

Biologie et morale

JEAN LADRIÈRE

Le but du présent article est de présenter quelques réflexions d'ordre général sur la *manière* dont pourrait se poser la question des rapports entre biologie et morale. On ne visera donc nullement à proposer des principes susceptibles de servir de base à l'élaboration d'une bioéthique, mais on tentera de caractériser le contexte à l'intérieur duquel la recherche de tels principes pourrait se situer de façon pertinente (c'est-à-dire en conformité avec la nature exacte des problèmes en cause).

Propositions de fait, propositions normatives

En première approximation, on pourrait dire que les rapports entre biologie et morale ne constituent qu'un cas particulier des rapports entre science et morale. Et on pourrait immédiatement invoquer, pour clarifier la question, la distinction entre propositions de fait et propositions normatives. Les propositions scientifiques sont des propositions de fait : médiatement ou immédiatement, elles se rapportent à des états de choses. Les propositions qui rapportent des résultats d'expérience ou d'observation décrivent directement des états de choses. Les propositions théoriques caractérisent les types d'états de choses (en indiquant par exemple que, dans telles circonstances, tels faits se produisent régulièrement, ou avec telle probabilité) ou bien formulent des relations abstraites, portant sur des entités hypothétiques, à partir desquelles il est possible de déduire des propositions qui se rapportent directement à des états de choses (soit qu'elles prédisent, soit que — dans le cas de l'« explication » de type déductif — elles correspondent à des propositions décrivant des faits déjà constatés).

On pourra caractériser ces diverses espèces de propositions en disant qu'elles sont de type *descriptif* : elles ont pour objet de décrire (médiatement ou immédiatement) ce qui arrive. Les propositions normatives, par contre, sont de type *prescriptif*. Elles comportent bien la référence à certains états de choses (par exemple à des actions qui sont censées devoir être accomplies en certaines circonstances), mais les états de choses dont elles parlent n'appartiennent pas nécessairement à la classe des faits réalisés ni même à celle de ceux qui se réaliseront. Si, par exemple, une proposition normative dit que tout individu placé dans la circonstance X doit poser l'action Y, il n'est nullement assuré par là que n'importe quel individu fera l'action Y dans la circonstance X. Et il est même concevable qu'aucun individu, en fait, ne suive la norme en question.

Remarquons que la classe des propositions normatives est plus large que la classe des propositions d'ordre éthique. C'est certainement une caractéristique de l'éthique que de faire intervenir des propositions normatives, mais on trouve de telles propositions également dans les codes juridiques et, à tout le moins de façon implicite, dans les différents codes de conduite (comme les codes de politesse) qui indiquent comment il convient de se comporter dans diverses circonstances de la vie sociale. Il faudra naturellement tenter d'indiquer ce qui est *propre* aux normes éthiques, mais il est utile de bien marquer d'abord ce qui caractérise les propositions normatives en tant que telles. Or, le trait le plus essentiel de telles propositions, c'est qu'elles font intervenir ce qu'on appelle des « modalités déontiques ». De façon générale, une modalité est un élément de discours qui modifie la portée significative d'une proposition en la soumettant, pour ainsi dire, à un certain type de valorisation qui la fait entrer dans un autre ordre que celui des faits. De façon plus précise, on pourra représenter une modalité comme un opérateur qui, appliqué à une proposition, transforme celle-ci en une autre proposition qui « modalise » la première en un sens spécifique. Les modalités qui ont été le plus anciennement étudiées en logique sont les « modalités aléthiques » (qui opèrent sur la valeur de *vérité* d'une proposition) : le possible, le réel et le nécessaire. Si on dit, par exemple, « Il est possible que l'entropie d'un système décroisse », on affecte la proposition « L'entropie d'un système décroît » d'un opérateur qui indique que cette proposition ne peut être tenue pour une assertion (la posant comme vraie) mais seulement pour une éventualité réalisable (dans certaines conditions). Les modalités déontiques opèrent sur une proposition en indiquant sous quel rapport les agents (appartenant à une certaine catégorie, qui peut d'ailleurs être celle des êtres humains en général) sont liés par rapport à ce qui est énoncé dans la proposition à laquelle on les applique, pour autant que cette proposition décrive une action qui dépend de la volonté (supposée libre) de l'homme. (Il n'y aurait aucun sens à appliquer une modalité déontique à une proposition exprimant un événement inéluctable, relevant par exemple d'un déterminisme naturel.) Les modalités déontiques fondamentales sont celles du permis et de l'obligatoire, qui ont entre elles des relations formellement analogues à celles qui existent entre le possible et le nécessaire. (De même que « Il est possible que A » est équivalent à « Il est non-nécessaire que non-A »; ainsi, « Il est permis que A » est équivalent à « Il n'est pas obligatoire que non-A ».) On peut donc définir le « permis » à partir de l'« obligatoire ». (On peut ensuite définir l'« interdit » ou le « défendu » comme le « non-permis »; de même que l'on peut définir l'« impossible » comme le « non-possible ». On aura donc : « Il est interdit que A » est équivalent à « Il est obligatoire que non-A ».) Comment alors caractériser formellement l'opérateur déontique d'obligation ?

Construction d'une logique de l'obligation

Plusieurs essais de caractérisation axiomatique de cet opérateur ont été tentés. Une des suggestions les plus intéressantes qui ont été élaborées consiste à ramener l'opérateur d'obligation à l'opérateur aléthique du nécessaire, en introduisant un terme non défini qui correspond intuitivement à l'idée de sanction (Anderson, 1966). Formellement, on aura la définition suivante : « Il est obligatoire que A » est équivalent à « Nécessairement, si non-A alors S », où S est le terme qu'on interprète comme signifiant la sanction. La définition ainsi proposée ne comporte aucune indication sur la nature de S. Elle répond seulement au souci de donner une spécification formelle de la modalité de l'obligation, de telle sorte qu'il soit possible de déduire de là les propriétés qui appartiennent de fait à cette modalité, selon son sens intuitif. L'idée qui la sous-tend paraît fort plausible : dire qu'une certaine action A est obligatoire, c'est dire que la non-réalisation de cette action entraînera inévitablement un certain état de choses : S (dont la nature est fixée, en fonction de A, par le contexte dont il s'agit). Dès le moment où on passe à l'interprétation de la théorie formelle ainsi proposée, on devra bien entendu donner des précisions sur le contenu de S. L'intérêt de la définition formelle énoncée plus haut est qu'elle est indépendante des interprétations qu'on peut donner de S et qu'elle permet ainsi d'isoler ce qui est propre à l'opérateur d'obligation en tant que tel. Si on pense à une interprétation de type juridique, on pourra naturellement interpréter S comme la sanction prévue par le système juridique en vigueur pour la non-réalisation de A. (Remarquons que, selon ce qui a été indiqué plus haut, la proposition « Il est interdit que A » devra être interprétée de la façon suivante : « La réalisation de A entraîne inévitablement la sanction S. ») Si on pense à une interprétation en termes de normes sociales de comportement, on pourra interpréter S comme la désapprobation (manifestée ouvertement ou non) de la communauté. Si on pense à une interprétation de type éthique, on sera amené à interpréter S selon la théorie éthique à laquelle on adhère. Ainsi, S pourra signifier, dans une théorie morale utilitariste, « la non-réalisation de la plus grande satisfaction du plus grand nombre », ou bien, dans une morale d'éthique kantienne, « le désaccord de la volonté libre avec elle-même », ou encore « la négation de l'autonomie de la volonté », ou encore « un état de chose qui compromet la réalisation du règne des fins », ou bien, dans une morale religieuse, « le non-accomplissement de la volonté divine ». (Comme on le voit, la notion de « sanction » utilisée ici ne signifie pas nécessairement « rétribution négative » mais seulement « situation qui, d'une manière ou d'une autre, empêche ou compromet la réalisation d'un certain ordre, empirique ou idéal ».)

Or, cette façon d'envisager les propositions prescriptives suggère immédiatement un rapprochement fort significatif avec certaines propositions de caractère scientifique. Ainsi, un principe d'extremum — spécifiant qu'un processus n'est possible que si une certaine grandeur (par exemple l'action, au sens de Hamilton, ou l'énergie libre) prend une valeur extrémale (maximale ou minimale) — peut être interprété comme imposant une certaine contrainte au processus considéré. On pourra exprimer un tel principe sous la forme : « Si telle grandeur n'est pas extrémée, alors, inévitablement, le processus ne pourra avoir lieu. » De même, tous les énoncés exprimant que telles ou telles conditions sont nécessaires au bon fonctionnement d'un système — naturel ou artificiel, vivant ou non vivant — peuvent être exprimées sous une forme analogue : « Si les conditions C ne sont pas réalisées, le système ne pourra fonctionner normalement. » (Le cas extrême est celui d'une condition dont l'absence entraîne la destruction du système. On aura alors l'énoncé : « Si la condition C n'est pas réalisée, le système sera détruit. ») Que de tels énoncés aient la même forme que les propositions exprimant une obligation (interprétées comme on l'a vu plus haut) montre qu'ils ont un certain caractère normatif. Si on dit par exemple qu'une réaction chimique se produit de telle sorte que l'énergie libre soit rendue minimale, on énonce une condition qui peut être considérée comme une règle à laquelle sont soumises les réactions chimiques.

Mais il est évident qu'il s'agit là d'une analogie purement formelle avec l'obligation. On pourrait considérer qu'il est préférable de renoncer à une telle analogie et chercher une autre caractérisation formelle des propositions déontiques. Mais la caractérisation proposée a son intérêt, car elle montre qu'il y a un certain aspect de l'idée et de normativité qui n'est pas propre au domaine de l'action. Si on l'accepte, on devra indiquer où se situe exactement la différence entre les propositions normatives proprement dites et les propositions de *formes* normatives que l'on trouve en science. Remarquons tout d'abord que ces dernières propositions ne sont que des reformulations de propositions que l'on peut exprimer au moyen d'une simple implication (éventuellement au moyen d'une implication affectée de la modalité du nécessaire). (Ainsi, un principe d'extremum pourra être formulé comme suit : « Si tel processus se produit, alors (nécessairement) telle grandeur prend une valeur extrémale. » Une condition fonctionnelle peut être formulée comme suit : « Si tel système fonctionne alors (nécessairement) telle fonction est opérante. ») Il s'agit au fond simplement d'une condition nécessaire. Mais si l'on prend la formulation « normative » « Si non-A, alors inévitablement S », on s'apercevra que la différence cherchée se trouve à la fois dans la nature de la proposition A et dans celle du terme S. Dans le cas des propositions proprement normatives, A exprime (comme on l'a indiqué plus haut) une action qui dépend de la volonté (libre) de l'homme. Et S représente une situation qui ne peut être suscitée que par une initiative (libre) de l'homme. Dans le cas du droit, la sanction a un aspect empirique, mais elle est de toute façon produite par des actions spécifiques, qui n'ont pas lieu spontanément. Dans le cas de l'éthique, la sanction peut avoir — selon les interprétations — un aspect empirique ou un aspect idéal, mais elle consiste de toute façon en un certain état qualitatif essentiellement lié au statut de l'être humain et qui ne peut être produit par le cours naturel des choses, qui ne peut être que la conséquence de certaines décisions humaines. On pourrait caractériser de façon générale la « sanction » éthique en disant qu'elle consiste en une perturbation de l'ordre moral. La nature de celui-ci doit naturellement être précisée; en fait, chaque théorie éthique en propose une conception bien déterminée.

De la science à l'éthique ?

Ces précisions étant données, si nous envisageons maintenant le cas particulier de la biologie, l'analyse formelle qui a été évoquée plus haut ne nous suggère-t-elle pas une méthode permettant de passer des propositions scientifiques à des propositions éthiques ? Soit une proposition (de caractère scientifique) exprimant que la condition C est indispensable au maintien de la vie humaine, que nous symboliserons par V. Cette proposition peut se mettre sous la forme : « Si non-C, alors nécessairement non-V. » Supposons que certaines circonstances D empêchent la réalisation de la condition C, mais qu'une action (délibérée) A soit de nature à éliminer ces circonstances, et que la non-réalisation de A entraîne inévitablement le maintien de ces circonstances : « Si non-A, alors inévitablement D. » On a par ailleurs : « Si D, alors inévitablement non-C. » On peut en déduire : « Si non-A, alors nécessairement non-V. » Cette proposition est de type descriptif. Pour obtenir une proposition prescriptive, du type « Si non-A, alors nécessairement S », où S représente une « sanction » éthique, nous devrions pouvoir nous appuyer sur une proposition reliant non-V à S du type « Si non-V, alors nécessairement S ». Une telle proposition consisterait à reconnaître à la réalisation de V un caractère éthique, autrement dit à charger V d'une « valeur éthique ». Mais le terme V ne fait que caractériser un état de choses : le maintien de la vie. La seule analyse de cet état de choses ne suffira pas à nous y faire découvrir une valeur éthique. (De façon plus précise : une telle analyse ne pourra justifier une proposition du type « Le non-maintien de la vie entraîne nécessairement une perturbation de l'ordre moral ».) Entre le domaine des états de choses et le domaine des valeurs éthiques, il y a une distance qui ne peut être franchie par une démarche partant du premier domaine : un fait, par *lui-même* et en *tant que tel*, ne contient aucune indication de valeur. La reconnaissance éventuelle du caractère éthique d'un état de choses ne peut venir que d'une démarche qui prend son point de départ dans la prise de conscience des exigences propres à l'ordre éthique. La reconnaissance de cet ordre en tant que tel et de spécificité précède nécessairement l'attribution d'une valeur éthique à tel ou tel état de choses.

Dans l'analyse qui précède, on a pris comme proposition scientifique typique une proposition exprimant une exigence fonctionnelle et relevant du langage propre à la théorie des systèmes. Un système quelconque étant donné, on peut relever les conditions qui sont indispensables au bon fonctionnement ou tout simplement au maintien de la structure constitutive du système. Mais la biologie nous met en présence d'un autre type de propositions, qui pourrait ouvrir d'autres perspectives. Il s'agit des propositions qui relèvent du cadre général des théories et de l'évolution et qui tentent de caractériser de façon globale les tendances que manifestent les processus évolutifs. On pourra dire, par exemple, que l'évolution des organismes vivants va à la fois dans le sens de la diversification et de la complexification.

(Remarquons que le terme de « complexité » n'est pas synonyme du terme de « complication ». La complication caractérise le dispositif mis en œuvre en vue d'atteindre une fin déterminée : un tel dispositif peut être plus ou moins compliqué. La complexité caractérise le réseau des relations existant entre les différentes parties d'un système. Un système complexe peut utiliser des dispositifs relativement simples, mais la densité des interrelations entre ces parties rend possibles des régulations et des adaptations fines, qui dotent ce système d'une grande flexibilité et le rendent capable d'une grande variété de comportements.) Ou encore, on pourra dire que l'évolution va dans le sens de l'organisation croissante (le terme d'« organisation » devant naturellement être défini de façon appropriée, par exemple, comme on l'a proposé, sur la base de la théorie de l'information), et que l'accroissement d'organisation se traduit par une plus grande capacité d'adaptation à des situations variées, par la capacité à inscrire le comportement dans un environnement plus étendu, par la capacité à inventer des solutions plus nombreuses et plus adéquates aux problèmes rencontrés par l'organisme, et finalement par la capacité de se doter, sur la base de l'expérience acquise, d'un degré d'organisation plus élevé. L'élévation du degré d'organisation serait donc en même temps l'accroissement des possibilités d'auto-organisation, de telle sorte qu'on aurait affaire, en définitive, à un processus cumulatif, tout nouveau progrès d'organisation renforçant les capacités d'auto-organisation et tout accroissement de ces capacités entraînant un passage à un palier plus élevé d'organisation.

Buts, Valeurs, Normes

Ne pourrait-on tirer d'indications de ce genre, qui rendent manifeste une quasi-téléologie immanente, des principes capables de fonder une éthique ? (On parle ici de « quasi-téléologie » parce qu'il n'y a pas, à proprement parler, poursuite d'un but, mais que l'on peut décrire ce qui se passe comme une avance progressive vers un certain type d'état.) La forme de ces propositions le suggère. Elles expriment une tendance, inscrite dans le processus naturel. Il paraît raisonnable de s'en inspirer pour indiquer les buts que l'action doit se prescrire, ou, ce qui revient au même, pour élaborer les normes de l'action. Ainsi, on pourra proposer des normes du genre suivant : « Il faut agir de façon à ne pas entraver les tendances globales que manifestent les processus évolutifs, de façon à les favoriser dans la mesure où cela est possible, et de façon à les prolonger dans les domaines où ils deviennent comme tels inopérants (par exemple, dans le domaine des organisations sociales « volontaires » ou de la recherche intellectuelle, où l'initiative de l'action proprement humaine doit se substituer aux mécanismes biologiques qui sous-tendent les processus évolutifs). » On aurait en somme affaire, en l'occurrence, à une sorte d'analogue, sur le plan éthique, de la formule esthétique classique « l'art imite la nature ». Mais, à bien y regarder, nous retrouvons ici exactement le même problème qu'à propos des conditions fonctionnelles. Admettons que les propositions quasi téléologiques dont il a été question plus haut puissent être considérées comme suffisamment établies sur le plan scientifique (ce qui reste sans doute un objet de discussion). Elles n'ont de toute façon qu'un caractère descriptif. Comment en tirer des propositions prescriptives ? Cela demanderait (comme plus haut) l'intervention d'une démarche qui reconnaîtrait la force d'une indication éthique aux caractères tendanciels (supposés établis) de l'évolution biologique. Ou encore, pour formuler la même idée autrement, il faudrait, pour transformer en normes éthiques les indications fournies par le discours scientifique, recourir à un méta-principe du genre : « Nous reconnaissons comme normes de notre action les indications tendancielles que révèle l'étude scientifique de l'évolution. »

Poser un tel méta-principe, c'est très exactement reconnaître un caractère éthique à ces indications. (Ce qui pourra se traduire formellement, selon la suggestion évoquée plus haut, par la formule « Si non-A, alors nécessairement S », où A représenterait une action favorisant ou prolongeant les tendances évolutives, où S représenterait une perturbation de l'ordre moral.) Mais on doit se demander comment peut se justifier un tel méta-principe. La question se pose inévitablement : *Comment* pouvons-nous reconnaître une *valeur* éthique à des indications (fussent-elles tendancielles) fournies par les faits ? Cette question en appelle une autre : Quelle est la source des valeurs éthiques ? Ou encore, quel est le domaine à partir duquel une action ou une situation peut être déterminée éthiquement valable ou non valable ?

L'ordre éthique

Ces questions nous amènent à nous poser de façon tout à fait générale le problème de la nature et de la spécification de l'ordre éthique, et, corrélativement le problème du raccord entre l'ordre éthique et l'ordre des faits. Comme ce raccord s'effectue à travers des normes relativement précises (qui indiquent des critères imposés à l'action, du point de vue éthique, dans des circonstances d'un type donné), nous nous trouvons en réalité devant trois niveaux de questions :

- Quel est le lieu propre à l'éthique; ou, ce qui revient au même, en quoi consiste la spécificité de l'ordre éthique ?

- Peut-on formuler un principe (ou des principes) capable(s) de justifier les normes particulières ? Autrement dit, peut-on (et comment) caractériser ce qui fait la normativité des normes ?

- Comment peuvent être élaborées les normes elles-mêmes, dans leur rapport aux situations concrètes auxquelles l'action est effectivement confrontée ?

Le lieu propre à l'éthique : l'action

La réponse à la première question doit être cherchée, semble-t-il, dans une réflexion : sur la nature et les conditions de l'action. S'il y a un problème éthique, c'est bien parce que l'action humaine, quels que soient ses conditionnements, n'est pas entièrement déterminée de l'extérieur (que ce soit de façon strictement déterministe ou par l'intermédiaire de lois stochastiques), mais possède la capacité de se déterminer (au moins partiellement) elle-même et, en ce sens, est (au moins partiellement) responsable d'elle-même. C'est dans ce domaine, où l'action ne relève que d'elle-même, que se pose la question de sa valeur. Le propre de l'action — prise au sens strict, c'est-à-dire en tant qu'initiative authentique, non déterminée de l'extérieur — est d'avoir à décider non seulement de son contenu (de ce qu'elle pose effectivement dans le monde) mais aussi de sa qualité. Celle-ci ne lui est cependant pas purement intérieure; elle représente la modalité selon laquelle l'action contribue (de façon positive ou négative) à l'instauration d'un ordre universel, ou plus exactement encore la modalité selon laquelle elle affecte (positivement ou négativement) la totalité. Cela suppose naturellement une ontologie selon laquelle la totalité n'est pas simplement l'ensemble de substances ou l'ensemble des faits, mais le lieu en lequel se recueille la qualité des êtres et des événements, autrement dit une ontologie pour laquelle l'être est valeur.

Mais la propriété la plus essentielle, et en même temps la plus mystérieuse, est de porter en elle le pouvoir de faire advenir la valorisation de l'être. Responsable vis-à-vis d'elle-même, elle est en même temps, et par là même, responsable vis-à-vis de la totalité. Le lieu de l'éthique, c'est l'action, considérée en tant qu'elle a à répondre en même temps d'elle-même et de la qualité intensive de la totalité. L'essence de l'éthique, c'est la relation constitutive en vertu de laquelle l'action met en jeu, inévitablement, en chacune de ces initiatives la réalité même, en tant que celle-ci est non une totalité déjà faite mais toujours avènement de sa propre instauration comme ordre de valeur. (En vertu de cette relation, l'action d'ailleurs se met elle-même en jeu, dans sa propre qualité, puisqu'il s'agit d'une relation constitutive.)

La normativité des normes

À partir de là, une réponse peut être apportée à la seconde question. Si l'action est vraiment initiative et démarche originale, si elle se pose à partir d'elle-même, elle ne pourra trouver qu'en elle-même le principe à partir duquel elle aura à décider, en chaque situation, de sa qualité. Un tel principe sera pour elle le critère immanent de son appréciation d'elle-même, donc l'élément constitutif de sa propre normativité. Or, s'il peut être question d'appréciation et de normativité, c'est parce que, précisément, l'action est initiative venant d'elle-même et non simple chaînon dans une suite d'événements dont le ressort déterminant serait ailleurs (par exemple, dans une loi naturelle ou dans la vertu déterminante de quelques antécédents privilégiés). La structure interne de l'action est donc telle qu'elle comporte à la fois la distance qui est toujours à combler (et sans la présence de laquelle l'initiative n'aurait aucun sens) et un pouvoir capable de poser une détermination dont le sens est de surmonter (au moins partiellement) cette distance. La distance intérieure qui affecte l'action est véritablement constitutive : elle est l'intervalle qui sépare l'effectivité, ce qu'elle est dans son présent, c'est-à-dire ce qu'elle a fait d'elle-même dans la suite des modifications qu'elle s'est données, et ce qu'elle est appelée à être. Mais ce qu'elle est appelée à être fait encore partie de sa constitution interne; la distance intérieure qui caractérise structuralement l'action ne lui est véritablement intérieure que si le terme de la tension qu'elle instaure non seulement fait partie de l'action, mais est l'action elle-même en tant qu'accomplie. On pourrait dire aussi que l'action est constitutivement désir; elle est faite d'un intervalle, traversé par un élan incessant, entre son être advenu et son être à venir, entre ce qui, en elle, s'est déjà décidé et ce qui est toujours encore à décider. Mais ce qui est encore à décider est déjà présent dans l'action effective comme son être même. Et cet être est fait, comme on l'a vu, de son rapport responsable à l'instauration qualitative de la totalité. La tension désirante qui sous-entend l'action est l'expression d'une exigence nécessairement agissante comme exigence, mais jamais déterminée comme contenu : l'exigence d'une coïncidence entre la réalité effective de l'action et son être accompli (qui serait la plus haute intensité de sa contribution positive à la qualité ultime de la réalité totale). La normativité interne de l'action et l'exigence interne de son auto-accomplissement, c'est la mesure de son auto-réalisation comme désir d'elle-même, c'est aussi la mesure de son inscription dans le mouvement universel par lequel la réalité même vient vers elle-même comme qualité.

La normativité de l'action et l'effectivité des situations

Mais si l'action a une effectivité, c'est en tant qu'elle s'inscrit dans le flux des événements, dans la succession des états de choses, dans le cours du monde tel qu'il est déterminé à la fois par les conditionnements qui tiennent aux lois de la nature et par ce qui résulte (par l'intermédiaire des institutions et des œuvres) des actions passives : l'action ne se noue que dans des situations concrètes qui, comme telles, sont nécessairement particulières. La normativité interne de l'action, pour être opérante, doit donc venir à la rencontre des situations et se spécifier selon leurs variétés multiformes. C'est ici que se pose notre troisième question concernant les normes. Selon sa nature, l'action est toujours invention; en face de chaque situation, elle a à décider d'elle-même selon l'exigence qui la constitue. Toute initiative est fondée sur une certaine interprétation de l'exigence qui la sous-tend. Il y a une interaction pleine de périls qui s'instaure ainsi, dans la décision, entre l'exigence et la situation : c'est à partir de l'exigence que la situation est interprétée, mais la nécessité même où se trouve l'action d'avoir à confronter le dynamisme qui la porte à des circonstances qui s'imposent à elle de l'extérieur, l'expose toujours à la possibilité de traduire *hic et nunc* ce qu'elle exige d'elle-même selon des modalités concrètes qui seront de nature à infléchir cette exigence dans le sens des pesanteurs propres aux situations, en ce qu'elles ont d'extérieur, bref, de substituer, au nom même de sa vertu constituante, un principe d'hétéronomie à son principe d'autonomie. Cela nous indique que la situation n'est pas une sorte de donnée amorphe, un simple contenu hylétique, qu'il lui suffirait d'informer par son opérativité propre, mais que la situation est portée par des énergies internes, est habitée de forces tendancielles, qui vont de soi, dans une direction prédéterminée, qu'elle est dès lors capable d'exercer sur l'action des sollicitations éventuellement quasi contraignantes, dont l'effet est de transformer la décision en un simple acquiescement à un état de choses déjà préconstitué. Les normes, en ce qu'elles ont de diversifié, se situent à la rencontre de la normativité constitutive de l'action et de l'effectivité des situations. Plus exactement, elles représentent les médiations par l'intermédiaire desquelles l'action rend capable à la fois d'interpréter éthiquement les situations et d'intégrer dans son propre dynamisme les forces qui donnent aux situations leur consistance et leur efficacité. Dans la mesure où toute situation est singulière parce que le cours du monde est fait de détermination toujours nouvelles et ne repasse jamais par les mêmes lieux, il faudrait dire que chaque situation appelle sa propre norme; autrement dit, dans chaque situation l'action doit inventer la norme selon laquelle elle se donnera une interprétation (plus ou moins conforme à sa normativité constituante) des circonstances en lesquelles elle est appelée à décider. Il est cependant possible de repérer dans l'univers des situations données ou même simplement concevables, des classes de situations qui ont entre elles, pour reprendre une expression célèbre de Wittgenstein, « des ressemblances de famille ». En d'autres termes, il est possible de caractériser avec une précision suffisante des types de situations, de telle sorte qu'il soit légitime de rattacher chaque situation concrète à un type général. À partir de là, il devient également possible, en s'appuyant sur l'expérience, en réfléchissant sur les caractères propres d'un type donné de situation, en faisant valoir autant qu'on le peut les exigences internes de l'action, de formuler à propos de chaque type de situation des propositions appréciatives et interprétatives qui aideront l'action à s'orienter dans les situations particulières. De telles propositions formulent des normes (relativement) concrètes.

L'invention et les figures

Mais il faut bien se rendre compte que ces normes particulières sont toujours affectées d'une certaine détermination (elles ne sont au fond que des approximations), qu'il y a toujours dans les situations concrètes des circonstances qui ne sont pas prévues par le type général sur lequel on raisonne, qu'il y a aussi de la nouveauté dans le monde, des situations inédites vis-à-vis desquelles les normes élaborées par l'expérience et la réflexion éthique nous laissent relativement désarmés. Un effort d'invention éthique est donc toujours nécessaire et, dans certaines circonstances (surtout lorsque surviennent de nouveaux types de situations), particulièrement urgent. C'est ici qu'apparaît la nécessité de faire intervenir les médiations qui, sans avoir la spécificité des normes particulières, sans être directement relatives à de tels types de situations, pourraient avoir, dans leur généralité même, une vertu éclairante et inspiratrice capable de guider l'appréciation et la décision dans les situations particulières. Or, de telles médiations existent : ce sont les *figures éthiques*. Alors qu'une norme n'est qu'une indication qui peut servir de principe à un jugement appréciatif, une figure est une réalité inspiratrice, dont la vertu n'est pas de fournir des principes mais de constituer un appel. La norme est abstraite (en tant que principe), la figure est concrète, mais pas à la manière des situations. Ce qui fait le concret d'une situation, c'est l'ensemble des déterminations effectives, perceptibles, objectivables, en lesquelles elle se résout. Ce qui fait le concret d'une figure, c'est qu'elle rend présente, dans une manifestation qui se propose à notre compréhension, la totalité même de l'exigence éthique. Reflétant dans son mode d'apparaître l'infinité de cet exigence, elle transcende toute particularité, que ce soit celle de la situation ou celle de la norme. Elle pose, en toute généralité, un idéal régulateur dans l'horizon duquel tout effort d'interprétation déterminé aura toujours de quoi puiser ce qui lui permettra d'élaborer une appréciation effective. Mais d'autre part, en tant qu'elle est une présentification singulière de l'ordre éthique, elle est capable de fournir une médiation réelle à la normalité interne de l'action. Celle-ci n'est qu'un principe constituant, la figure d'une présence qui interpelle, qui oriente et qui éclaire.

Cette présence peut être celle d'une représentation symbolique. Elle peut être aussi, en ces formes les plus intenses, présence personnelle historique. Les figures symboliques de l'éthique sont celles qui ont été élaborées par les grandes traditions de la pensée éthique, soit dans la ligne d'une représentation de la « sagesse » ou de la « vertu », soit dans la ligne d'une réflexion plus abstraite sur les conditions de l'action et sur sa normativité interne. On se bornera ici à évoquer, dans cette dernière ligne, les admirables paraboles kantiennes qui prennent appui sur des concepts susceptibles précisément de suggérer, sous forme concrète, l'idée d'une totalité à constituer, présente comme exigence et comme horizon d'accomplissement : celle de l'univers moral (qui utilise la métaphore de l'univers physique en tant que celui-ci est régi par des lois générales à portée universelle), celle de la cité des fins (qui utilise la métaphore de la communauté politique organisée selon les lois en lesquelles s'exprime déjà, quoique de façon encore inadéquate, l'idéal éthique), celle du *corpus mysticum* (qui utilise la métaphore théologique d'un royaume purement spirituel). Mais les figures les plus impressionnantes et les plus directement révélatrices sont évidemment celles des grands inspirés, en lesquels s'est révélé, au cours de l'histoire humaine, sous la forme concrète d'une vie, d'un enseignement, d'une prédiction, quelque chose de l'infinité de l'ordre éthique. Les plus hautes figures éthiques sont celles des grands inspirés religieux. Ici, devrait s'amorcer toute réflexion sur les relations entre l'ordre éthique en tant que tel et l'ordre religieux. Pour le chrétien, c'est la personne du Christ, en laquelle il reconnaît la manifestation visible de Dieu, qui constitue la source de l'inspiration éthique.

Évidences biologiques et ordre éthique

Mais il importe de préciser comment peut se poser le problème éthique dans le contexte de la biologie, ou encore comment les réalités et les situations mises en évidence ou suscitées par la recherche biologique peuvent s'inscrire dans l'horizon de l'ordre éthique. S'il y a problème, c'est, bien entendu, dans la mesure et dans le mesure seulement où le terme « biologie » ne désigne pas seulement un domaine particulier de la réalité naturelle, mais recouvre une région spécifique où l'action humaine vient interférer avec cette réalité, que ce soit sous la forme de la recherche scientifique, sous la forme des applications à des fins thérapeutiques des connaissances acquises, ou encore sous la forme (plus critique en un sens) des interventions délibérées des agents humains dans les processus qui sous-tendent les phénomènes vivants (en général), mais plus particulièrement là où il s'agit de la vie humaine elle-même. Ce qu'il y a de caractéristique en ce domaine, c'est qu'on se trouve ici en présence de situations en grande partie inédites, parce que les progrès de la recherche ont ouvert à l'initiative humaine des champs d'interventions auxquels on ne pouvait penser jusqu'à tout récemment, dont on n'avait même aucune idée. Dès lors, il n'est guère possible de formuler des jugements éthiques en s'appuyant sur des principes éprouvés, des normes déjà établies. Nous nous trouvons ici dans un contact, où, précisément, de nouvelles normes doivent être établies. La question préalable qui doit être posée est celle de la méthodologie appropriée pour l'élaboration des normes éthiques dans ces situations inédites. Selon sa forme, la question n'a rien de nouveau : les normes qui ont été établies dans le passé l'ont été au terme d'une démarche que l'on peut qualifier d'invention éthique. Il s'agit de réactualiser cette démarche face à des contenus nouveaux.

L'invention éthique

Lorsque la philosophie classique a tenté de reconstruire l'invention éthique, elle l'a fait sous une forme inspirée par la méthode démonstrative, la forme déductive. Selon ce type d'analyse, il y a des principes généraux qui sont évidents par eux-mêmes (ou dont il faudrait plutôt dire qu'ils expriment une intuition éthique) ou dont il est possible de montrer la validité en les rattachant à quelques fondements d'ordre métaphysique. Ces principes posent une finalité générale de l'action. Il s'agit alors de déterminer quelle est, dans un type donné de situation, la conduite qui est susceptible de concrétiser le plus adéquatement la réalisation des finalités générales de l'action dans ce contexte. Cette détermination se fait par une analyse des relations de moyens à fins, ou de fins immédiates par rapport à des fins médiates. La déduction « pratique » consiste alors à faire descendre en quelque sorte le caractère normatif des finalités posées sur les types de conduites ainsi déterminés. Les situations auxquelles nous sommes confrontés nous suggèrent un mode très différent de reconstruction, inspiré, en un sens, de la pratique scientifique. Quel que soit le rôle de la déduction en science, il paraît difficile de nier que le moment le plus décisif est celui de l'invention des hypothèses que Pierce a appelé abduction (pour distinguer cette démarche de l'inférence inductive, qui consiste seulement à estimer la crédibilité d'une hypothèse face aux données factuelles disponibles).

De même, l'élaboration d'une norme éthique doit être considérée comme une démarche d'invention et non comme le résultat d'une déduction. (La déduction « pratique » n'intervient utilement que là où, selon le schéma classique, on peut procéder à une analyse en termes de relations de moyens à fins. Si tel moyen peut être démontré indispensable pour la réalisation d'une fin jugée obligatoire, ce moyen lui-même devient obligatoire. Mais l'essentiel est la détermination de la fin.) On pourrait parler, en reprenant la terminologie de Pierce, d'abduction éthique. Comment se représenter une telle démarche ?

Comme on l'a indiqué plus haut, l'ordre des valeurs est irréductible à l'ordre des faits. Un fait, comme tel, n'est donc pas *par lui-même* indicateur de valeurs. Mais un fait peut être le lieu de manifestations de la valeur. L'ordre éthique, on l'a vu, est constitué par une normativité qui est intérieure à l'action, qui appartient à sa structure même. Mais l'action, si elle est un dynamisme qui ouvre sur l'infini, n'est jamais réelle que dans son effectuation, c'est-à-dire dans les actes concrets et particuliers à travers lesquels elle se constitue. Et il n'y a d'acte concret que dans une situation singulière. C'est donc non pas dans la généralité d'un principe mais dans le contexte toujours localisé d'une initiative effective que se détermine la qualité de l'action. Or, un contexte concret d'action soulève une question éthique dès qu'il manifeste, dans sa structure même, une indétermination qu'il appartient précisément à l'action de lever. C'est ce qui se passe lorsque le cours des choses (déterminé éventuellement, au moins en partie, par les résultats d'actions antérieures) fait apparaître des possibilités dont aucune n'est contraignante par elle-même. C'est dans son indétermination (à tout le moins relative) qu'une situation peut devenir le lieu de la problématique éthique. Mais comment ? Si l'action contient en elle-même sa propre normativité, c'est par la prise de conscience de celle-ci, c'est-à-dire de l'exigence interne qui la constitue, qu'elle pourra se présenter à elle-même les normes particulières selon lesquelles elle décidera d'elle-même. Mais s'il est de l'essence de l'action de n'être réelle que dans son effectivité, la conscience qu'elle est appelée à prendre d'elle-même ne sera réellement effective que comme saisie, dans une situation déterminée, de la manière dont se réfracte, dans le contexte de cette situation, la normativité constitutive de l'action. La réflexion (philosophique) qui tente de mettre à jour la structure de l'action est une réflexion abstraite. Et, dans la mesure où elle peut donner forme à la normativité de l'action, ce ne peut être que dans des propositions générales à caractère formel. La détermination effective de l'action comme décision éthique est nécessairement concrète et relative à un contexte situé. On peut donc dire que les situations problématiques, dans la mesure même où elles soulèvent une question éthique, lui procurent en même temps le milieu concret dans lequel elle s'apparaît à elle-même, et ainsi servent en quelque sorte à celle-ci de révélateur, non sous la forme d'une prescription générale et formelle mais sous la forme d'un appel concret, chargé de la contingence qui donne à la situation sa particularité. La valeur éthique se reconnaît dans la problématicité de la situation. Il y a, pourrait-on dire, une découverte de la valeur qui s'effectue dans l'espace du questionnement que certains faits ouvrent devant l'action. Ce n'est qu'après coup que la pensée réfléchissante pourra traduire cette saisie valorisante en propositions normatives. Mais le dégagement expressif d'une norme posée comme telle suppose une certaine généralisation; si la saisie première est relative à des situations concrètes, la formulation normative ne peut se rapporter qu'à un type de situation, suffisamment précis pour être reconnaissable dans le concret des situations singulières, mais en même temps suffisamment général pour que la norme ait effectivement valeur comme médiation (entre la visée ultime de l'action et la contingence des faits).

La découverte de la valeur éthique est faite de la rencontre entre deux démarches : d'une part, une démarche analytique, qui éclaire autant que possible la situation en la faisant apparaître dans toute sa complexité et en fournissant une estimation motivée des enjeux qui y sont impliqués; d'autre part, une démarche interprétative, qui projette sur la situation la lumière de l'ordre éthique et pèse les différentes possibilités ouvertes pour l'action du point de vue de leur signification par rapport à cet ordre. Le premier type de démarche doit s'appuyer sur une investigation de ce qui est inscrit dans les faits eux-mêmes; à ce niveau, la connaissance scientifique a un rôle indispensable à jouer. Mais il s'agit de compléter ce qui est scientifiquement établi par des jugements appréciatifs qui doivent formuler des conjectures, aussi bien fondées qu'il est possible, sur les conséquences qu'on peut attendre de tel ou tel type d'initiative (dans le contexte donné) et sur la manière dont ces conséquences sont susceptibles d'affecter le destin de l'action. Le second type de démarche s'appuie sur la conscience que l'action peut avoir de sa propre visée constituante. Mais si, comme on l'a suggéré, cette conscience ne peut être effective que sous forme concrète, l'interprétation éthique de la situation devra nécessairement faire appel à des médiations, qui sont en fait fournies à la conscience interprétante par la conscience éthique elle-même, d'une part sous la forme des normes déjà constituées, d'autre part sous la forme des figures inspiratrices dont on a souligné plus haut le rôle. Les normes déjà disponibles ont été élaborées à propos de situations auxquelles il n'est pas toujours possible de ramener la situation nouvelle à interpréter. Elles peuvent être éclairantes cependant dans la mesure où elles se situent à un niveau suffisant de généralité qui autorise la transposition par analogie. Les normes constituées sont comme des points d'appui pour l'invention éthique, parce qu'il est de la nature de la norme, en tant qu'elle est médiation particularisante de l'exigence éthique comme telle, de transcender les types mêmes de situations auxquels elle se réfère explicitement et de porter ainsi une visée susceptible de donner lieu, dans de nouveaux contextes, à de nouvelles thématisations. En un sens, la norme est toujours provisoire; en tant que médiation, elle n'est jamais que l'expression partielle d'une tension valorisante qui cherche toujours de nouvelles expressions plus adéquates. Les situations nouvelles donnent en quelque sorte l'occasion à la visée profonde, qui porte la conscience éthique, de se concrétiser toujours davantage. En un sens, la conscience éthique est toujours nouvelle, dans la mesure où elle est confrontée à des figures du monde toujours différentes, et en un sens elle est toujours identique à elle-même, dans la mesure où elle est toujours visée d'un horizon de valeurs. C'est dans cette tension entre son effectivité toujours mouvante et sa relation constituante à un ordre dont la signification est universelle que réside son historicité. Mais malgré ce qui, en elles, indique toujours au-delà d'elles-mêmes, les normes restent toujours abstraites et, comme telles, ne suffisent pas à fonder les interprétations valorisantes que requiert l'invention éthique. La médiation des normes doit être elle-même reprise et mesurée par la médiation des figures; seules, celles-ci ont à la fois, comme on l'a vu, la forme concrète, qui leur permet d'inspirer directement le jugement dans la singularité d'une situation, et l'infinité de contenu qui les accorde de façon immédiate à la plénitude de l'ordre éthique.

La conscience jugeante

Le jugement éthique, bien qu'il doive tenir compte de ce que peut fournir la connaissance, n'est donc pas lui-même de l'ordre de la connaissance. L'appel à des normes déjà établies est comparable à l'application de principes cognitifs déjà éprouvés; il doit plutôt être considéré comme la reprise effective, dans un acte nouveau d'appréciation, de ce que l'effort continué de la conscience éthique a déposé de lui-même dans une certaine tradition. Mais cela ne signifie nullement que le jugement éthique soit une simple intuition spontanée qui ne demande aucune préparation. Il comporte, certes, un moment de vision, le moment où la valeur est saisie comme exigence émanant de la situation vécue, en tant qu'elle fait appel au jugement éthique. Mais ce moment doit être préparé par une patiente analyse de toutes les données et de leurs contextes, et surtout par une maturation de la conscience jugeante qui, en méditant sur l'expérience éthique passée, en se rendant attentive à l'inspiration qui lui vient des grandes figures éthiques, en tentant de saisir, en elle-même, grâce à ces médiations, la propre exigence qui la constitue, doit tenter d'acquérir la sensibilité éthique qui lui permettra de se prononcer adéquatement. On ne peut attendre cependant que les requêtes de la conscience éthique s'expriment toujours d'une façon absolument certaine. On doit même reconnaître que, dans des situations complexes où des appréciations différentes sont possibles, il est souvent fort difficile de déterminer laquelle doit finalement l'emporter. Il est nécessaire alors de faire intervenir certaines règles stratégiques, inspirées par la prudence, qui doivent permettre à la conscience jugeante de se décider d'une manière déterminée. Ces règles sont analogues, dans l'ordre du jugement pratique, à celles qui sont adoptées dans l'ordre du jugement cognitif, dans les situations où les données disponibles comportent une part plus ou moins grande d'incertitude. On doit alors fixer, grâce à une estimation fondée à la fois sur l'expérience et sur un certain sens du « raisonnable », des limites au-delà desquelles le risque d'erreur auquel on s'expose en adoptant une certaine hypothèse doit être considéré comme trop élevé. Il faut ajouter naturellement que, dans l'ordre pratique comme dans l'ordre cognitif, la critique intersubjective constitue un moyen d'importance essentielle dans la recherche d'un jugement adéquat.

On voit donc que la recherche bioéthique ne peut se développer de façon fructueuse que dans un contexte interdisciplinaire où puissent se rencontrer, d'une part, les disciplines qui relèvent de la science biologique et, d'autre part, les disciplines historiques et réflexives susceptibles de fournir les principes d'interprétation sur la médiation desquelles doit pouvoir s'appuyer la pensée éthique. La collaboration est nécessaire parce que, par ailleurs, la conscience ne peut dépasser le formalisme et se nouer en décisions effectives au contact de la réalité concrète, saisie dans toute sa complexité (et ses ambiguïtés). Mais pour que la collaboration soit véritablement constructive, il faut qu'une rencontre effective puisse avoir lieu, ce qui suppose une médiation. Ce qu'on a tenté de suggérer ici, c'est qu'une médiation peut être fournie par le concept d'action (entendu non au sens descriptif mais au sens spéculatif, comme capacité de jugement, d'initiative et de décision, responsable d'elle-même, dans un certain sens, de l'être même, capable de se déployer à partir de ses propres énergies internes et de se forger elle-même ses propres principes, par prise de conscience de son propre dynamisme constituant). La pensée éthique appartient elle-même à l'essence de l'action : plutôt que détermination théorique d'une valeur, considérée comme principe objectif d'éclairement, elle est prise de position valorisante par rapport aux sollicitations qui viennent des situations qui appellent des initiatives nouvelles. En tant qu'elle est cependant pensée et non encore engagement effectif dans un « faire », elle ne représente encore que le moment réflexif et estimatif de l'action, moment partiel mais indispensable, puisque c'est en lui que l'action peut offrir une forme explicite à la clarté immanente qui l'habite. Opérant à partir de l'action et en vue de celle-ci, la pensée éthique est prise de position responsable, engageant nécessairement, même dans ces démarches les plus fragmentaires, la figure que l'humanité construit historiquement d'elle-même, dans son effort pour s'égaler à toute l'amplitude de l'appel qui la traverse. Une telle prise de position est un jugement, c'est-à-dire un discernement, qui doit se rendre capable, à partir d'une écoute attentive de cet appel, de recueillir et d'assumer en elle tout ce que la recherche peut nous apprendre sur la vie, sur sa plasticité, sur les possibilités qu'elle contient, et la problématicité que l'action scientifique a engendrée par ses propres initiatives. En un sens, ce n'est pas la nature, c'est l'action elle-même qui, dans son interaction avec la nature, se crée ses propres problèmes. Elle hérite donc d'elle-même, non pas toutefois sous la forme d'un destin qu'elle n'aurait plus qu'à assumer passivement mais sous la forme d'un champ de possibilités de plus en plus étendu. C'est dans l'ouverture de ce champ que le jugement éthique doit se prononcer, et que la décision peut et doit se nouer en assumant ce qui a été, mais aussi en s'accordant à une requête qui vient d'un horizon toujours à venir. L'action n'est pas donnée à elle-même, elle se constitue dans une démarche qui n'exclut ni les risques ni l'incertitude; en ce qu'elle engage, se joue une responsabilité radicale, qui n'est pas seulement de l'homme vis-à-vis de lui-même, mais de l'homme vis-à-vis de la réalité totale dont la figure ultime dépend, en un sens qui reste mystérieux, de ce qu'il fera de sa propre essence.

Références

ANDERSON, A. R., « The Formal Analysis of Normative Systems », in Rescher, N., édit., *The Logic of Decision and Action*, Pittsburgh, University of Pittsburgh Press, 1966, p. 147-213.

Promesses et dangers d'un pouvoir nouveau

DAVID J. ROY

La bioéthique : une révolution biomédicale

La bioéthique est un mot nouveau dans notre vocabulaire. C'est un mot lourd, une juxtaposition très peu élégante des mots éthique et vie.

Cette liaison linguistique n'est pas entièrement inappropriée. Après tout, selon Aristote, l'art imite la nature. Si la nature est un reflet de la réalité, de ce que nous tentons de faire en bioéthique, alors le langage en tant que représentation symbolique de cette réalité est, il va de soi, incertain. En réalité, la bioéthique capture nos incertitudes et l'ensemble de nos dilemmes culturels tout autant qu'elle tente de cerner et d'identifier nos approches concrètes vers le contrôle sociétal d'une révolution scientifico-technologique que nous ne sommes qu'en voie de comprendre.

La révolution biomédicale que notre époque commence à vivre ne peut se réduire à un phénomène passager. Cette immense entreprise scientifique dans laquelle sont impliquées les spécialités les plus diverses est plus qu'une grandiose aventure engageant les passions des participants et suscitant, peut-être, l'intérêt des spectateurs. En fait, qui peut se payer le luxe de demeurer spectateur ? Toute la personne, et non seulement l'organisme biologique, toute la communauté humaine, et non seulement l'individu, sont touchées et provoquées.

Comme le dit Hans Jonas, nous avons vécu et nous vivons encore une révolution scientifique qui a débuté il y a plusieurs siècles. « La révolution scientifique a changé notre manière de penser, *par* la pensée, avant de changer matériellement, avant même d'affecter notre façon de vivre. Ce fut d'abord un changement théorique au niveau de la conception des méthodes de connaissance, des visions du monde et des perspectives métaphysiques. » De plus, nous ne sommes jamais simplement des moteurs immobiles, de simples agents de notre activité. Nous sommes transformés autant *par nos agirs* que *par nos manières de faire*. « Les œuvres de l'homme se retournent contre lui, et il est dans la nature des réalisations humaines que, sur le plan collectif, l'auteur devienne dépendant, peut-être même victime de son action. » (Jonas, 1974, 47)

Cette affirmation est d'autant plus vraie maintenant que la révolution technologico-scientifique a pris une stupéfiante direction biologique.

L'organisme humain et les fondements du comportement humain sont maintenant la cible de la recherche scientifique et de la manipulation technique correspondante, d'une façon jamais rencontrée dans l'histoire humaine.

De nos jours, on parle beaucoup de fabrication de l'homme. Tous veulent perfectionner l'homme. Les spécialistes tels les biologistes, les généticiens, les médecins, les psychologues, les sociologues y vont de leurs connaissances, afin de reconstruire, de refaire et, en partie, d'améliorer la structure de l'être humain. Comme le dit Vancc Packard, dans son livre *The People Shapers*, « Nous n'avons pas encore vu ce que l'homme est capable de faire avec l'homme. » (Packard, 1977, 3)

Une révolution apporte des changements dans les affaires humaines. Ce changement affecte toute la communauté en profondeur, en regard des structures qu'il modifie. Il est produit sous forme concentrée dans une courte période de temps. L'ensemble de ces facteurs de même que les découvertes scientifiques récentes et futures constituent ce qui est reconnu comme étant la révolution biomédicale.

Premièrement, les développements dans les sciences de la vie ne cessent de s'accroître. Prenons par exemple la recombinaison de l'A.D.N. En 1973, les dangers de ces nouvelles techniques étaient l'objet d'un débat controversé dans le monde scientifique et, par la suite, dans le grand public. Tout dernièrement, à peine quelques années plus tard, certaines multinationales ont été formées pour harnacher ces techniques. Le débat a atteint une autre phase et se situe maintenant au niveau des secrets de production et des brevets d'invention.

Deuxièmement, nos connaissances et nos technologies progressent simultanément dans plusieurs domaines de la biomédecine. Des découvertes scientifiques dans un domaine stimulent les recherches dans un autre. Le progrès a un caractère logarithmique et non pas mathématique. Nous avons affaire à un enchaînement de découvertes théoriques et technologiques et non pas à un seul fait scientifique qui n'aurait aucun rapport avec les autres. On applique maintenant la technique de reconstruction des enzymes — technique essentielle dans la recombinaison de l'A.D.N. — à un domaine tout à fait différent, soit le diagnostic prénatal ou la détection de certains défauts génétiques. Cette possibilité de dépister ces défauts s'étendra sans doute un jour à l'ensemble des maladies génétiques.

Si plus tard on devait parvenir à perfectionner la chirurgie génétique et la réimplantation grâce aux techniques de recombinaison de l'A.D.N., on pourrait alors dire que la chaîne des découvertes a complété son cycle.

Troisièmement, comme ce dernier exemple le démontre, nous vivons maintenant le phénomène d'intégration théorie et pratique. Le temps de la science pure par rapport à la science appliquée est révolu, particulièrement en biomédecine. Dans le domaine de la révolution biomédicale, chaque découverte scientifique qui augmente le savoir « pur » facilite et implique l'innovation technologique orientée vers l'étape suivante dans l'acquisition d'un savoir pur.

Quatrièmement, nous avons affaire ici non seulement à de l'expérimentation scientifico-technologique, mais également à de l'exploration. Une expérience présuppose un certain nombre de questions, d'hypothèses précises et de conditions bien déterminées. Une exploration, par contre, a une marge d'incertitude beaucoup plus étendue. Hans Jonas saisit le problème : « Le monde est devenu un laboratoire, et on découvre, face aux résultats, que ce qu'on avait entrepris en toute sincérité, n'aurait jamais dû être entrepris. » (Jonas, 1976, 17)

Cinquièmement, il n'est vraiment plus possible d'ignorer une science nouvelle ni une technologie complexe orientées, en partie du moins, vers la transformation de la « nature humaine en devenir ». Un but, ou tout au moins une possibilité, émerge de la révolution biomédicale : la reconstruction de l'homme, et non plus simplement « un changement de façon de penser, par la pensée ». Les récentes découvertes en biologie et en médecine indiquent que nous sommes en voie d'acquérir le pouvoir de modifier et de contrôler les activités et les aptitudes de l'homme au moyen de manipulations et d'interventions directes sur son corps et sur son cerveau... « Ces dernières technologies biomédicales modifieront cette capacité de choix inhérente à la nature même de l'homme. » (Kass, 1971, 779)

Les changements que la révolution biomédicale peut introduire dans les affaires humaines sont étroitement liés aux différentes catégories de la technologie de la manipulation. Il s'agit bien de manipulations, avant tout parce que ces techniques offrent ou font espérer le pouvoir de forger, c'est-à-dire de planifier, de façonner et de produire consciemment et intentionnellement des espèces spécifiques d'individus et de comportements sociaux. Ces techniques sont des manipulations dans un sens plus profond et quelque peu sinistre, parce qu'elles offrent déjà et font espérer l'augmentation de façon dramatique de « notre » pouvoir de façonner, ou du moins de modifier notablement les structures de base, les schémas de fonctionnement que nous avons cru ne devoir jamais varier et avons attribués à l'homme depuis des milliers d'années.

Chaque nouveau pouvoir destiné à améliorer le bien-être de l'homme peut également se retourner vers une direction opposée. Plein de promesses et de dangers, ce nouveau savoir lance un défi. En effet, il soumet l'homme à un nouveau pouvoir, pouvoir profond, durable et encore jamais rencontré dans l'histoire. Relever le défi, c'est avancer vers la sagesse. Le départ se prend dès que l'on commence à élaborer de nouveaux cadres de pensée intégrant la théorie et la pratique, de nouveaux cadres de valeurs équilibrant le choix et la décision, et de nouveaux réseaux de communication facilitant la participation de la communauté humaine à l'identification et à la réalisation du bien commun.

Bioéthique : description phénoménologique

La bioéthique

Il est difficile de donner une définition sommaire adéquate de la bioéthique. Les définitions fixent des frontières au profil contraignant, alors que la bioéthique va au-delà des frontières. La bioéthique est une activité qui exige la collaboration de personnes œuvrant dans différentes spécialisations. Les conflits de valeurs, de même que l'établissement des priorités et des lignes de conduite qui découlent des différentes innovations technologiques dans les sciences de la santé exigent que l'on ait une vue d'ensemble intégrée, afin de déterminer de quelle façon ces différents développements s'influencent mutuellement et affectent également chaque être humain et l'ensemble de la société. En fait, on ne peut définir la bioéthique de la même façon que l'on définit une discipline traditionnelle. D'ailleurs, la bioéthique forme un nouveau cadre d'étude, de réflexion et de recherche, en évolution accélérée, toutefois, en processus d'aménagement de ses méthodes, pénétrant encore de nouveaux réseaux de problèmes. Dès lors, pour le moment, une approche phénoménologique, plutôt qu'une définition stricte, paraît être le meilleur sentier conduisant à une compréhension de la bioéthique.

Ce n'est qu'en considérant ces différentes perspectives individuellement et globalement, et en étudiant les rapports qui existent entre elles que l'on parviendra à une bonne compréhension de la bioéthique. Si l'on veut saisir la réalité de cette intégration, il est important de saisir que l'on peut réduire la bioéthique à une théorie morale ou à un processus de prise de décision qui tient compte des acquisitions biologiques et biomédicales. La bioéthique n'est pas non plus un mot sophistiqué pour désigner la morale médicale traditionnelle. Si la déontologie médicale s'inscrit dans la bioéthique, la bioéthique est bien plus vaste. Cette dernière, en utilisant une approche interdisciplinaire, se préoccupe de toutes les conditions qu'exige une gestion responsable de la vie, particulièrement de la vie humaine, dans le cadre des progrès rapides et complexes du savoir et des technologies biomédicales.

La bioéthique et l'éthique

1. L'éthique traite de choix et de décisions, et de gestes qui en découlent lorsque des valeurs humaines sont soit ignorées, soit menacées ou détruites, ou encore respectées. L'éthique traite donc des liens qui existent entre l'activité humaine et les valeurs humaines véritables.

2. Nous ne choisissons pas toujours nos valeurs de façon objective. Souvent, nous nous méprenons, dans le cas de désirs spontanés, sur ce qui est bon pour un être humain. Ces méprises ou ces erreurs s'expliquent pour différentes raisons.

a) *La perte de la conscience morale*

Nous sommes moralement conscients dans la mesure où nous remettons en question nos buts, nos motifs et nos priorités de façon honnête et objective. Nous n'avons plus de conscience morale dans la mesure où nous refusons de nous questionner sur certains motifs afin de satisfaire nos désirs au lieu de reconnaître nos obligations.

b) *La rationalisation*

La rationalisation est un processus beaucoup plus radical. Elle consiste à modifier nos connaissances de façon à correspondre à ce que nous voulons faire (nos désirs ?). Une véritable conscience morale exige un autre type de transformation. C'est ce qu'on nomme une conversion morale. Une conversion morale exige que nous changions nos agirs afin qu'ils correspondent à nos connaissances, plus spécifiquement à ce que nous savons être le bien ou le mal.

La rationalisation est une façon de se leurrer.

c) *Le reniement moral*

Le reniement moral signifie qu'on abandonne tout. On connaît les gestes qu'il faut poser pour maintenir une logique morale avec soi-même. Cependant, on trouve que les exigences de cette logique sont trop difficiles à maintenir.

d) *Le parti pris individuel* (ego bias)

Le parti pris individuel n'est pas simplement de l'égoïsme. Il démontre beaucoup plus que la décision de ne satisfaire que ses propres désirs. Un véritable parti pris individuel est un obscurcissement de la conscience morale. On ne voit réellement pas pourquoi il est important dans sa propre vie de contribuer au bien-être et aux besoins de ses semblables, ni de les aider à se développer. On ne voit pas non plus l'importance de la communauté humaine.

e) *Le parti pris de groupe* (group bias)

Le parti pris de groupe est également une diminution de la conscience morale chez une collectivité donnée. La loyauté au groupe devient un but en soi, et on considère que toute loyauté ou encore tout engagement moral vis-à-vis d'une autre collectivité plus vaste est une trahison. Dans de telles conditions, on ne peut instaurer d'éthique globale. Le véritable progrès est à peu près impossible. On rejette toutes idées ou tous projets pleins de promesses en faveur de ceux qui renforcent la supériorité de groupe. Dès l'instant où un groupe en impose à un autre, on instaure le ressentiment, la révolution et la vengeance.

f) *Bon sens général biaisé* (general bias of common sense)

Le parti pris de groupe est une limitation de la conscience morale dans l'espace. Qu'il s'agisse d'un club, d'un département d'université ou d'une nation, seuls les intérêts de chacun de ces groupes comptent et sont considérés comme des valeurs. Un bon sens biaisé limite la conscience morale dans le temps. Les valeurs sont restreintes à l'avantage immédiat qu'elles offrent. On se rend compte que les valeurs humaines sûres et importantes doivent être mesurées en fonction de leurs buts et de leurs conséquences à long terme. Ce facteur exige un point de vue plus élevé visant à intégrer et à équilibrer les efforts de tous.

L'atteinte d'un tel point de vue dépasse la compréhension d'une conscience morale dont le bon sens souffre de parti pris général. (Lonergan, 1957, 218 ss, 595 ss)

Les valeurs auront toujours tendance à être fausses lorsqu'une de ces limitations de la conscience morale domine lors de décisions concernant un être humain. C'est alors que l'éthique doit faire face à une critique sur la façon dont on détermine les valeurs.

3. Une décision ou une politique qui vise à rehausser le bien-fondé d'une valeur, peut simultanément en menacer une autre ou encore la détruire. Nous devons fréquemment choisir entre le moindre de deux maux. De même, nous nous voyons souvent dans l'obligation de choisir entre deux valeurs inégales. L'éthique traite donc également de conflits de valeurs.

4. Il est bon de se rappeler que les valeurs ne sont pas isolées. Il existe un rapport entre elles, selon leur ordre d'importance à l'intérieur de tout l'ensemble des valeurs humaines. Par conséquent, la solution d'un conflit de valeurs demande une prise de position quant à la façon de mesurer les valeurs en question. C'est ainsi que l'on établit des périmètres moraux entre ce qui est bien et mal, entre ce qui est bon et mieux. Les choix de valeurs, à leur tour, exigent que nous fassions appel à nos croyances les plus profondes afin de fournir les meilleures réponses possibles à tout ce qui a trait à la vie humaine. Notre responsabilité consiste à répondre à ces questions

par nos paroles et par nos actes. *Donc, l'éthique traite également des conditions reliées à la responsabilité.*

5. Si l'éthique met l'accent sur les valeurs et leur ordre d'importance à l'intérieur de tout l'ensemble des valeurs humaines, l'éthique présuppose donc une philosophie de la vie humaine et de son développement. On établit une hiérarchie de valeurs lorsqu'on professe l'opinion que « l'homme se développe biologiquement et ensuite psychiquement : il se développe psychiquement et par la suite intellectuellement et rationnellement. Les niveaux de développements supérieurs ont le désavantage de n'apparaître qu'à la fin du cycle. Avant même que nos facultés n'aient atteint ces niveaux, nous savons déjà que nous devons les atteindre. » (Ranerzan, 1957, 625)

Il va de soi que l'homme ne se développe pas isolé de son semblable. Son développement biologique et psychique, et plus sûrement intellectuel et moral, est intimement formé, favorisé ou entravé par la collectivité qui l'entoure et dont il est partie intégrante. Une hiérarchie de valeurs basée sur la philosophie du développement humain a également besoin d'une philosophie des relations interpersonnelles et sociétales et qui explique comment l'homme est destiné à communiquer avec ses semblables. On connaît la philosophie de la loi de la jungle, on connaît également la philosophie des rapports maître-esclave, de même que la philosophie de l'élitisme. La philosophie des relations interpersonnelles et sociétales est tout autre. Elle soutient :

- qu'une des lois fondamentales de la vie est que l'homme dépend de ses semblables pour sa survie et son épanouissement;

- que la vie elle-même est un processus de communication qui se fait successivement à différents niveaux, à partir de la communication moléculaire jusqu'au plus haut degré d'échanges intellectuels et de liens d'amour;

- que ces différentes formes de communication favorisent l'épanouissement de l'homme.

- que toute la communauté se doit de favoriser cet épanouissement.

L'éthique a donc également affaire à différentes philosophies : la vie de l'homme, son épanouissement et la communauté qui l'entoure.

6. La philosophie propose des normes pour déterminer la hiérarchie des valeurs. Ces normes nous aident à choisir, à comparer, à évaluer et à rejeter. L'éthique exige que les prises de décision soient compatibles avec cette hiérarchie de valeurs. L'éthique traite donc également des conditions attachées à cette compatibilité.

Bioéthique : trois fonctions de l'éthique

Le pouvoir, qu'il soit économique, politique, scientifique ou technologique, soulève toujours une série de questions. La dernière est inévitablement d'ordre moral. Oui ou non, quand et comment, pour ou contre qui ce pouvoir sera-t-il utilisé et quelles en seront les conséquences à court et à long terme ? C'est le pouvoir qui transforme une idée ou une possibilité en une réalité qui stimule le progrès de l'homme ou le conduit à son déclin. Le pouvoir identifie ce que nous « pouvons faire ». L'éthique cherche à définir ce que nous « devons faire », dans une moindre mesure ce que nous pouvons faire et, jusque dans certaines limites, ce que nous ne devons pas faire. L'éthique, dans ce sens, cherche à définir les signaux (« arrêt », « départ », « attention ») qui contrôlent le passage de ce que nous pouvons faire à ce que nous décidons effectivement de faire.

L'éthique a une fonction cybernétique. Elle est une science du contrôle de la décision. De plus, les jugements moraux exigent une perspective « élevée », dans le sens de *compréhensive*. Chaque être humain est un ensemble complexe d'expériences, de besoins, de désirs et de buts. Cet ensemble fonctionne à différents niveaux. Un « désir » biologique, par exemple, en vue d'une satisfaction sexuelle n'est pas du même ordre que le désir affectif et profondément amoureux d'une personne à l'égard d'une autre. Chez un être humain, les deux types de désirs sont interreliés, mais ne sont pas identiques. Un être humain est hiérarchiquement structuré : il a des systèmes moins compréhensifs de désirs et de fonctionnement qui sont au service de systèmes plus compréhensifs et qui sont essentiels à la réalisation de l'individu et de son identité. Un jugement moral est l'effort de prendre en considération toute la structure de l'être humain afin de parvenir à une prise de décision sur ce qui, en dernière analyse, doit être fait ou non. Les jugements moraux doivent prendre en considération l'être humain dans tout son ensemble. Les jugements éthiques sont ainsi des jugements concernant des systèmes dans leur totalité.

Évidemment, nul n'est une île. Les relations avec les autres humains font partie intégrante de ce que chacun est et devient. La manière de vivre ses relations engendre une communauté ou une société ainsi que ses institutions. Les institutions, en tant qu'incarnation et expression des relations qui constituent la vie de la communauté, ne sont pas originellement extérieures à notre existence personnelle et intime. Elles expriment, à différents niveaux d'adéquation, nos relations fondamentales avec les autres humains. Ces relations sont aussi essentielles à la réalisation de notre identité personnelle qu'elles le sont à la cohésion et au progrès de notre vie commune comme groupe. Ainsi, les jugements moraux, parce qu'ils concernent des systèmes dans leur ensemble, ont inévitablement une dimension communautaire. Ils ne peuvent pas faire abstraction de la structure d'une communauté ni de la viabilité de ses institutions en alléguant que les désirs spontanés de l'individu sont des dieux qui exigent d'être premiers servis. L'éthique a une fonction d'intégration. Elle est une science intégrée des systèmes de valeurs.

Une autre caractéristique des jugements moraux demande une brève explication. Dans la vie des individus, et plus spécifiquement dans l'arène sociale, il est déjà arrivé que la « nouveauté » devenue possible apparaisse comme une valeur merveilleuse à rechercher, un produit à essayer ou un idéal à atteindre. Cependant, ce qui, à court terme, apparaissait désirable s'est révélé, à long terme, profondément destructeur, catastrophique même, pour l'homme. L'abandon de l'héritage, c'est-à-dire du futur, pour un plat de lentilles est un des thèmes centraux des écrits relatant les débuts de notre civilisation. Distinguer ce qui apparaît bon pour une personne et sa communauté de ce qui l'est réellement; distinguer la satisfaction à court terme de la réalisation à long terme, particulièrement lorsqu'il y a conflit entre les deux, telles sont les fonctions du jugement éthique. C'est pourquoi, au niveau de l'éthique, les valeurs et non simplement les objets du désir spontané sont les critères les plus raisonnables et les plus humains d'un choix à faire et d'une décision à prendre. Une fonction de discernement caractérise donc essentiellement le jugement éthique.

Bioéthique : morale de la loi naturelle et morale de situation

Il existe des liens fondamentaux entre ce que nous pouvons faire et ce que nous devons faire. Ces liens forment un ensemble de conditions nécessaires au développement optimal de la personne humaine et à son épanouissement au sein d'une communauté et, à la limite, à l'intérieur de toute la communauté humaine. Comment une analyse éthique peut-elle identifier ces conditions ? Comment peut-elle s'assurer que les gestes que nous avons l'intention de poser — ou que nous poserons — satisferont à l'ensemble de ces conditions ou tout au moins ont de bonnes chances de le faire ?

Analysons maintenant un peu plus profondément les propriétés qui définissent un raisonnement éthique. Il existe d'ailleurs beaucoup de confusion à ce sujet. Nous tenterons simplement de clarifier une partie de cette confusion en nous concentrant plus particulièrement sur les principes par rapport aux circonstances atténuantes, sur la stabilité par rapport à l'évolution : ce sont là des dilemmes du raisonnement éthique.

Beaucoup de gens sont d'avis que la « morale de situation » et « la morale de la loi naturelle » sont à des lieues de distances, diamétralement opposées sur toute question et en principe irréconciliables. Ce n'est pas nécessairement vrai. Invoquer « la nature de l'homme », la nature de la sexualité humaine et indirectement la nature du mariage et de la famille, afin de savoir si et comment une action donnée, l'insémination artificielle hétérogène par exemple, peut satisfaire ou s'opposer aux conditions mentionnées plus haut pour le plein achèvement humain, n'est pas se soumettre à un ensemble immuable, éternel, indémontrable d'absolus métaphysiques concernant la nature humaine. À travers l'histoire de la pensée philosophique et théologique occidentale, le mot « nature » a pris différentes significations. On l'utilise souvent pour désigner un ensemble de facteurs permanents ou récurrents qui caractérisent la structure, le fonctionnement de l'homme ainsi que le développement qu'il recherche. À travers l'expérience humaine des générations, une partie tout au moins de ce modèle semble être essentielle au développement équilibré et sain de la personne humaine et de la société. En ce sens, le modèle « nature » commande le respect, fonctionne comme norme à protéger et à préserver lors d'une prise de décision et prend, par le fait même, force de loi.

Cependant, il est nécessaire d'ajouter ici que la nature humaine, tout comme la nature de toute réalité humaine, ne nous est révélée qu'historiquement et par le processus d'évolution. La nature de l'homme en tant qu'ensemble de structures et de dynamismes fonctionnels ouverts est toujours un peu en deçà de ses possibilités. Ce n'est que graduellement et à travers de nombreuses expériences personnelles, culturelles et une histoire de développement — quelquefois même une régression — que cet ensemble de structures se manifeste. Donc, dans ce sens, la « nature » de l'homme évolue, et il en va évidemment de même de notre connaissance de cette nature. Cette façon de comprendre la « nature » a plusieurs implications. Premièrement, si la nature de l'homme est en pleine évolution, c'est encore plus vrai pour ce qui est de la connaissance que nous en avons et de ce que l'on doit considérer en consonance ou non avec cette nature. Deuxièmement, si la structure et le modèle fonctionnel de l'homme auxquels nous nous référons dans l'emploi du mot « nature » n'ont pas jusqu'à maintenant dévoilé toute les possibilités inhérentes à cette « nature », nous ne pouvons pas rejeter à priori comme anti-naturelles de nouvelles façons de vivre des relations, de nouvelles manières de structurer nos activités humaines fondamentales, de nouvelles façons de réaliser nos aspirations. Ces nouveaux modes de vie sont peut-être simplement différents des expressions plus anciennes de la nature humaine. Il se peut, il est peut-être même nécessaire, que l'on doive spécialement s'interroger pour savoir si ces innovations sont contre nature. Cette recherche ne pourra se réduire à des analyses conceptuelles ni à des expériences cérébrales. L'analyse éthique doit être ancrée dans le domaine empirique, c'est-à-dire dans la réalité des expériences humaines. Troisièmement, il n'est pas toujours immédiatement possible de déterminer, à partir de simples considérations et de simples observations, si un nouveau type d'activité humaine favorisera ou freinera le plein développement de la personne humaine et de la société. L'expérience et le temps nécessaire au développement de l'histoire de l'expérience sont souvent des composantes essentielles de l'analyse éthique.

Les jugements moraux, tout au moins les jugements définitifs, nécessitent beaucoup de temps. Dans l'intervalle, il est possible de poser des jugements moraux conditionnels et provisoires convenables, et qui souvent sont ce que nous pouvons faire de mieux à ce moment précis. L'expérience actuelle en relation ouverte et critique avec l'expérience du passé est réellement la seule base permettant de formuler un jugement moral qui maintient ce qui est à conserver et développe ce qui est à développer dans la nature humaine. Ce qui est moralement acceptable devient donc une réalité très complexe. Cette réalité résulte de différents jugements interreliés qui impliquent au moins le genre de considérations que nous avons discutées dans les paragraphes précédents.

La bioéthique et la méthode du dialogue

Le concept à retenir ici n'est pas seulement l'idée d'un dialogue avec méthode, mais celle d'un dialogue en tant que méthode. Il serait trop long d'en élaborer la raison, bien qu'elle soit très simple. Le dialogue est avant tout la méthode de travail en éthique, parce que « les fondements de l'éthique ne reposent ni dans les phrases, ni dans les propositions, ni dans les jugements, mais bien sur la structure dynamique d'une prise de conscience rationnelle ». (Lonergan, 1957, 604)

En d'autres mots, l'éthique repose sur les personnes vivantes et non pas sur des principes universels.

Le dialogue, ou ce que les anciens philosophes appelaient dialectique, est un des arts libéraux. C'est l'art de libérer l'esprit de ses horizons étroits et de ses partis pris. C'est également une des tâches de l'éthique.

Une méthode socratique, une argumentation équilibrée et un esprit prophétique, telles sont les composantes nécessaires au dialogue en tant que méthode. L'objectif principal est donc de rehausser le niveau du débat public. La société dans laquelle nous vivons a cessé d'être homogène, sur les plans culturel, philosophique, religieux, éthique. Dans une société homogène, la cohérence tranche bon nombre de questions. Les débats deviennent inutiles, un consensus existe, si fragile se révèle-t-il par la suite sans une discussion constante et réfléchie. Une société pluraliste comme la nôtre ne saurait maintenir les structures de communauté fraternelle nécessaires à la conservation et à la valorisation des idéaux que nous privilégions le plus dans notre civilisation.

En fait, l'élévation de niveau du discours public suppose nécessairement qu'un déplacement d'accent intervienne dans la dominante du discours public. *Le discours de type dogmatique*, à savoir les prises de position claires et nettes, aura toujours sa place, à côté du discours *exhortatif et persuasif* qu'on introduit précisément pour minimiser les chances de la tyrannie. Mais ces types de discours ne sont pas suffisants aujourd'hui.

L'éthique devra de plus en plus « stimuler » et employer à cet effet le *discours heuristique*, pour que cette fonction éducative ne se détériore pas en endoctrinement de masse. Un discours heuristique veut dire : nous ne savons pas encore précisément ce que nous devons faire, mais nous avons des fils conducteurs que nous pouvons suivre à travers des débats ouverts et autocritiques, dans une recherche commune de réponses, qui doit sauvegarder et même accroître notre humilité partagée ainsi qu'une égale mesure d'humour. Ce sont les deux conditions qui permettent de prendre des distances à l'égard des idoles et de parvenir à la vraie transcendance.

L'être humain, et encore plus la collectivité humaine est l'intégration ordonnée de différents systèmes. Les récents développements en biomédecine soulèvent des questions éthiques qui englobent les interrelations entre nombre de variables. Des valeurs plus ou moins élevées sont associées avec différents systèmes influencés par ces variables. La bioéthique s'intéresse aux rapports qui existent entre toutes ces valeurs. La théorie générale des systèmes identifie les différents rapports qui existent entre ces différents systèmes et sous-systèmes.

Ludwig von Bertalanffy décrit la théorie générale des systèmes dans ces termes : « La théorie générale des systèmes est une exploration scientifique « des touts et de la totalité » considérés, il n'y a pas tellement longtemps, comme des notions métaphysiques dépassant les frontières de la science. Les structures hiérarchiques, la stabilité, la téléologie, la différenciation, le maintien de la stabilité : telles sont quelques-unes des propriétés de la théorie générale des systèmes. Cette tentative interdisciplinaire visant à élaborer des principes et des modèles pouvant s'appliquer aux systèmes en général, nous fournit en même temps une approche possible vers l'unification de la science. » (Bertalanffy, 1977, 12)

L'éthique utilise les mêmes concepts fondamentaux de la théorie générale des systèmes. La bioéthique cherche à rendre compte, de façon systématique — et, pour cette raison, par la voie de l'interdisciplinarité — de l'ensemble complet des conditions dont il faut tenir compte pour le développement harmonieux des individus et de la collectivité. Une telle « préoccupation systémique » présume que l'être humain est l'unité de plusieurs systèmes différents, unité qui se réalise d'une manière dynamique, ouverte et hiérarchiquement structurée.

La théorie générale des systèmes est une approche possible vers l'unification de la science. La contribution de la bioéthique consiste à maintenir l'intégration de chaque être humain et de la communauté.

Si la bioéthique signifie « préoccupation systémique » au sens déjà expliqué, alors elle doit opérer sur le plan interdisciplinaire. L'éthique d'aujourd'hui ne peut se fonder uniquement sur une philosophie générale de l'homme. Ce que l'on peut faire aux êtres humains et avec eux atteint si profondément les sous-systèmes très spécifiques et complexes de l'être humain total et du réseau entier de la vie sur cette planète qu'une éthique sans connaissance professionnelle de ces sous-systèmes et des conditions de leur fonctionnement à l'intérieur de l'être humain total est souverainement incapable d'aboutir à une décision précise et nuancée sur n'importe laquelle de ces « interventions ».

Toutefois, le souci de l'interdisciplinarité ne signifie pas simplement une somme d'informations fournie par plusieurs disciplines. L'information tirée d'une discipline n'arrive pas « purifiée ». Elle arrive toujours accompagnée de, sinon formulée par une perspective spécifique, un système de valeurs privilégié plus ou moins explicite, et une philosophie totale de l'homme plus ou moins amorcée. En conséquence, le souci d'interdisciplinarité apparaît comme le projet grandiose de notre civilisation qui consiste à créer ensemble une image holistique de l'homme, une image intégrée et équilibrée qui, avec une précision croissante, réfléchit la structure dynamique, équilibrée et épanouie de son être. Si Sorokin a raison, assumer cette tâche donnera naissance à une nouvelle culture. Refuser cet effort exigeant, c'est courir le risque d'intensifier le morcellement de la connaissance des êtres humains. Les décisions et les programmes d'action conformes à une telle fragmentation favorisent le déséquilibre dans sa lutte pour se développer. Si l'on veut s'exprimer clairement, une telle action tend à déchirer un être humain. Elle n'en contribue pas moins à déchirer le tissu de la société humaine.

C'est dans ce sens, élevé et difficile, que la bioéthique se définit comme préoccupation systémique et interdisciplinaire du réseau entier des conditions à remplir pour réaliser un service responsable de la vie et de la vie humaine. C'est ainsi que la bioéthique apparaît comme un plaidoyer et une recherche de la sagesse.

La bioéthique et la médecine

La médecine n'est pas une science neutre, libre de toute valeur et restreinte au domaine physiologique de l'existence humaine. La santé, le bien-être, la maladie, l'invalidité, les infirmités et les malformations dépendent de l'importance que la société accorde à ces valeurs et de la priorité qu'elle leur donne. Les valeurs humaines, tant individuelles que sociales, sont une partie intégrante de la médecine.

Les jugements de valeur ne sont pas toujours évidents en médecine. Ils guident la médecine, silencieusement et efficacement — la plupart du temps. Les problèmes ne se font sentir que dès l'instant où des jugements de valeur contraires divisent le corps médical et la communauté sur des points majeurs touchant la vie humaine. C'est ce qui se passe de nos jours. Un besoin semble bien évident, celui de clarifier les croyances, les positions et les concepts fondamentaux, que ce soit dans la clinique de diagnostic prénatal, dans l'unité des soins intensifs aux nouveau-nés, ou encore dans les unités de gériatrie ou les centres d'accueil.

Il est évident que le rôle de la bioéthique en médecine n'est pas d'agir comme policier. Les objectifs de la bioéthique en médecine sont de rehausser et de maintenir un niveau de débat à l'intérieur des hôpitaux et de la profession médicale. Ce but ne pourra être atteint qu'à la condition que les professionnels de la bioéthique collaborent étroitement et simultanément avec les médecins, les infirmières, les hôpitaux et les facultés de médecine. L'éthique, qui ne peut se prévaloir de ces contacts, est à toutes fins pratiques impuissante.

Bioéthique : la biomédecine et le futur

Le Centre de bioéthique est installé, dans ses propres locaux, à l'Institut de recherches cliniques de Montréal. L'Institut réunit dans son immeuble de neuf étages un ensemble de vingt-six laboratoires et constitue l'un des plus importants centres de recherche clinique du Canada, voire du monde.

Le Centre présente donc la particularité d'être intégré à ce milieu de recherche expérimentale et clinique. Cette intégration représente également une dimension de la méthode en bioéthique. Elle répond dans les faits au besoin vivement ressenti à l'époque actuelle d'implanter la réflexion éthique au cœur même du nouveau savoir et de ses méthodes, et d'inscrire la science biomédicale et l'exercice de la médecine dans le cadre élargi d'une réflexion méthodologique, sociale, juridique et philosophique.

Pour un bon nombre de raisons, l'entreprise de la bioéthique sera une faillite si elle ne devient intimement familière avec les objectifs, les méthodes, les valeurs et les développements des sciences biomédicales. Cependant, une des principales raisons demeure l'énergie que la bioéthique place sur le futur. La bioéthique tente d'identifier et de faire évoluer les tendances actuelles qui imprimeront une direction au futur.

L'importance que la bioéthique accorde au futur va au-delà de la projection linéaire, des possibilités biomédicales inévitables qui sortiront des recherches contemporaines. Car ce type de « projection » axée sur le futur néglige de considérer un des principes fondamentaux caractérisant la planification d'un ordre mondial, à savoir : l'intégration de toutes les dimensions du « projet » humain à l'intérieur d'un horizon de valeurs aussi vastes et variées que la créativité de l'homme.

De plus, cette projection de type linéaire et isolée favorise le déterminisme. Ce que la recherche est capable de réaliser deviendra réalité. Mais il se peut que cette réalité ne doive pas devenir fait accompli, tout au moins pour le moment. De plus, il y a recherche et recherche. Une fascination et un envoûtement incontrôlés pour un des aspects de la recherche où les pronostics deviennent automatiquement et sans réflexion des buts à atteindre, peuvent aisément conduire au déraillement unilinéaire de cette recherche particulière hors de la logique gouvernant l'ensemble de la recherche. Ces buts poursuivis en ignorant l'équilibre et les priorités entre nos autres besoins de recherche, deviendront aisément des résultats décevants, sinon une simple *productio ad adsurdum*.

En dernier lieu, ce type de réflexion à sens unique place le reste de la communauté humaine dans un processus d'adaptation quasi exclusif par rapport aux chercheurs et aux techniciens disposés à mettre cette recherche de base en application. La recherche, plus particulièrement la recherche biomédicale, peut alors devenir une forme totalitaire de domination sociale. La communauté humaine se trouve alors asservie.

La bioéthique : micro-éthique et macro-éthique

Trop souvent, l'éthique implique la préoccupation exclusive de mesurer les valeurs dans leur rapport avec une série particulière de choses à faire ou à proscrire. Bien entendu, la réalité est particulière en fin de compte. Les actes sont particularisés et postulent des décisions particulières. Celles-ci impliquent une référence à des valeurs spécifiques et trop souvent à des conflits marqués entre ces valeurs. Dès lors, en général, nous avons le secteur de la micro-éthique.

Mais il est vrai également que nous ne vivons pas dans un univers de particularités fragmentées. Saint Paul a parlé des formes de ce monde. Nous forgeons notre monde et nos mondes dans des cadres sociaux, économiques, politiques, culturels, etc. Ces cadres, à l'intérieur desquels nous ordonnons nos relations interpersonnelles complexes à tous les niveaux de la communication, sont susceptibles de favoriser ou de fragmenter le développement humain, par exemple à l'avantage économique d'un petit nombre et au prix de la déchéance culturelle de beaucoup d'autres. Ces cadres exercent une vaste et profonde influence sur la formation de notre monde ainsi que sur l'épanouissement des aspirations humaines. Ces cadres ne sont pas là pour nous comme les dieux régulateurs. Ils peuvent être changés. Ils doivent l'être quelquefois. Le travail de la macro-éthique consiste à formuler ces jugements.

La bioéthique est à la fois micro-éthique et macro-éthique.

La bioéthique et la loi

La bioéthique, particulièrement la macro-éthique exige une collaboration étroite avec les législateurs. Les décisions juridiques et les projets de loi sont parfois le point de départ et la cible d'une critique et d'une réflexion bioéthique.

En Amérique du Nord, on pourrait citer en exemple l'ultime décision de la New Jersey Superior Court dans le cas Karen Quinlan, la décision de la Massachusetts Superior Court dans le cas de Joseph Saikewicz, la *Loi sur la définition de la mort* dans le Kansas et le *California Natural Death Act*.

D'autre part, des positions fondamentales sur certains problèmes en bioéthique n'auront fréquemment que très peu d'impact sur la société si elles ne sont pas reconnues par une législation qui établira une procédure de prise de décision. C'est évidemment le cas au

Québec en ce qui a trait à la stérilisation non volontaire des personnes mentalement retardées.

La possibilité et la nécessité d'une collaboration étroite entre la bioéthique et la loi deviennent plus évidentes lorsque les différentes fonctions de la loi sont clairement définies.

Les connaissances nouvelles en matière biomédicale engendrent de nouvelles technologies, et les unes et les autres mettent entre les mains de quelques-uns — ou promettent de le faire, en tout cas — des pouvoirs considérables sur une multitude d'êtres humains. Dans ce contexte, « l'encadrement des pouvoirs », le contrôle de ces pouvoirs et de leur exercice paraissent bien être une première fonction de la loi.

De plus, bien des questions engendrées par les progrès actuels en matière biomédicale ont, par elles-mêmes, un impact émotionnel assez profond. C'est à leur propos que s'affirment les prises de position les plus divergentes, et que s'introduit dans notre société une très nette polarisation. La loi devrait avoir, dès lors, une deuxième fonction, celle de maintenir la communication entre ces groupes très polarisés et d'établir entre eux les ponts indispensables afin de prévenir les accrocs violents et irréparables.

En troisième lieu, nous ne pouvons maintenir plus longtemps l'idée ou le concept « qu'il n'y a rien de nouveau sous le soleil ». Les progrès en biomédecine se poursuivront, et nous acheminerons au « Newland » des espoirs raisonnables, inconcevables il y a cinq ou dix ans. Pour autant, un lien avec le passé demeure essentiel si l'on veut assurer au futur une véritable identité, et si une société doit prendre forme — et non simplement se dissoudre — sur de nouvelles bases, moins assurées au départ. D'où la troisième fonction de la loi, dans notre société contemporaine, qui paraît bien être la sauvegarde d'une continuité avec le passé, et qui assurerait le maintien de la tradition de la civilisation occidentale.

Je reconnais qu'il est difficile de concevoir comment la loi pourrait remplir ces trois fonctions dans notre société si elle-même se conçoit comme la simple exécutrice de l'opinion dominante en matière éthique.

C'est pourquoi je me sens contraint de demander : la loi n'a-t-elle pas une quatrième fonction dans notre société contemporaine, à savoir : une fonction éducative ? Le terme d'éducation est pris ici dans son sens étymologique : conduire plus avant. Je crois que la loi manquerait à ses tâches constitutives si elle ne contribuait pas au développement et à l'élévation de la conscience commune. Néanmoins, elle ne peut apporter cette contribution qu'en participant à l'élévation de niveau du discours public.

L'extraordinaire avancement de notre science de la matière vivante, puissante, nouvelle et au développement rapide, aussi bien que nos sciences sur la nature des structures humaines et de leur fonction, imposent la nécessité, pour notre époque, d'institutionnaliser une communication continue entre les nombreux groupes de spécialistes qui sont en train de créer notre science et nos technologies, et la communauté humaine en général. Ce procédé de communication va simplement perpétuer les polarisations et les biais déjà existants, s'il est simplement pris dans le croisement des calculs de risques de profit ou est exécuté comme un cantique de jérémiades et de prédictions de malheurs prochains opposé à un chant de monde nouveau utopique. Un processus profond et exhaustif de réflexion culturelle doit accompagner cette institutionnalisation du dialogue entre les communautés scientifiques et la grande communauté humaine, il doit aussi trouver son expression si l'on espère parvenir à la fusion d'intérêts limités et en conflit.

Où trouverons-nous maintenant notre orientation pour déterminer ce que nous ne devrions absolument pas faire, parmi les choses innombrables que nous pouvons entreprendre, avec et pour les êtres humains ? Nous laisserons-nous guider par cette logique-ci : ce qui est possible sera fait ?

La dernière question demande en réalité si nous sommes condamnés à nous adapter à un nouveau et peut-être le plus sinistre de tous les déterminismes technologico-scientifiques. Ce déterminisme pourrait être le plus fascinant de tous parce qu'il promettrait non seulement une thérapie, non seulement une restauration, mais bien aussi une reconstruction de l'homme. Il prendrait pour acquis que le mot « humain » désigne la matière à définir et à façonner, et non pas un plan inviolable, idéal et directif à protéger et à maintenir.

Peut-être. Mais toute la poussée de notre civilisation, chaque fois que nous avons réalisé un réel progrès, a été conditionnée par un équilibre entre les deux sens de la « science du peuple ». Une science qui a le peuple pour objet doit être soutenue par une science qui a le peuple comme sujet, maître et agent. Ou bien préférons-nous prétendre que les plus éclairés peuvent se permettre de perfectionner les moins développés malgré eux ?

Les déterminismes de toute sorte s'alimentent des croyances naïves ou impuissantes de personnes qui sont convaincues qu'il y a des évolutions, dans les affaires humaines, qui sont d'un si haut niveau par la compétence qu'elles exigent, si irréversibles dans leur logique, et si indéniables dans les idéaux qu'elles servent, que la participation — encore moins la maîtrise — est impensable pour le « citoyen ordinaire ».

Toutefois, une longue expérience humaine a fini par trouver un mot employé depuis longtemps dans les traditions religieuses pour les objectifs, les procédés ou quelque démarche que ce soit qui se pare du manteau de l'irréfutabilité. C'est la pavane des idoles. En termes plus politiques, nous avons alors affaire à des idéologies et à la soumission absolue qu'elles exigent et cherchent à imposer.

Les prétentions de toute science, de tout consortium de technologies scientifiques, doivent être soumises à la haute cour de la communauté humaine. L'information continue et exacte du monde politique, la discussion continuelle ouverte et critique, et un forum destinés à faire avancer un consensus de la société aussi bien qu'à faire efficacement connaître ce consensus, sont les instruments qui parviendront à briser les idoles et à faire crouler les déterminismes qui nous paralysent et nous rendent esclaves. La participation de toute la communauté au dialogue, conçu comme méthode de travail, est le défi principal qui ressort de la révolution biologique. À défaut de cette participation, le bien public sera dicté mais pas atteint.

Certains contes de fées ne devraient pas avoir à être écrits. Nous sommes au seuil d'un monde et d'une culture possiblement de nouveau très différents. Il se pourrait que Leon Kass soit dans le vrai quand il dit : « Nous sommes les témoins d'une érosion, peut-être de l'érosion finale, de l'idée de l'homme comme une chose splendide. » Cette érosion n'est pas nécessaire et il n'est pas dit qu'elle doit continuer.

Évidemment, si cela devait arriver, l'anti-conte de fées peut ne jamais être écrit et ne pourrait alors jamais être entendu. Car, qui serait assez sage pour dire, ou assez éveillé pour entendre : « Il était une fois ... un **Homme** » ?

Bibliographie

BERTALANFFY, Ludwig von, « The Role of Systems Theory in Present-Day Science, Technology and Philosophy », in SCHAEFER, HENSEL, BRADY, *Toward A Man-Centered Medical Science*, Mt. Kisco, New York, Futura Publishing Company, 1977, p. 11-17.

JONAS, Hans, « Freedom of Scientific Inquiry : The Accountability of Science », *The Hastings Center Report*, vol. 6, n° 4, 1976, p. 15-18.

——— *Philosophical Essays. From Ancient Creed to Technological Man*, New Jersey, Prentice-Hall Inc., 1974.

KASS, Leon, « The New Biology: What Price Relieving Man's Estate ? », *Science*, 174, 1971, p. 779-788.

LONERGAN, Bernard, *Insight. A Study of Human Understanding*, New York, Philosophical Library, 1957.

PACKARD, Vance, *The People Shapers*, Boston, Little, Brown & Company, 1977.

Le point de départ d'une bioéthique interdisciplinaire

MAURICE DE WACHTER

L'auteur se base en partie sur les quelques rares réflexions autour de l'interdisciplinarité qu'on trouve dans la littérature mais surtout sur plusieurs expériences personnelles. D'abord, il a travaillé durant des années à l'intérieur d'une équipe médicale pour des questions de fertilité et de stérilité. Il a été par la suite coordonnateur interdisciplinaire d'un projet de recherche inter-facultaire (médecine-sociologie-philosophie-théologie) sur le conflit possible entre vie privée et enregistrement médical. Il a, en plus, créé et exécuté un programme d'éthique pour des stagiaires médicaux. Enfin, il a été membre d'une commission universitaire adjointe aux recherches expérimentales sur des personnes humaines. Ainsi, il a eu l'occasion d'apprendre combien l'interdisciplinarité se cherche encore, combien l'absence d'une théorie exige la collection assidue des expériences interdisciplinaires. Bien que ces expériences n'aient pas été décrites ici, elles sont néanmoins à l'origine des réflexions plutôt théoriques qui suivent.

Introduction

Déjà, en 1973, Daniel Callahan disait que la bioéthique impose à l'éthicien des exigences impossibles et choquantes. Mais, ajoutait-il, tant pis pour l'élégance disciplinaire, puisque c'est la bioéthique qui, en tant que discipline, l'exige. Étant une forme d'éthique au sens large du terme, la bioéthique n'a aucune autre façon d'œuvrer si elle veut faire l'affaire des médecins et des biologistes qui ont à prendre des décisions pratiques. Ensuite, Callahan nous donnait une liste de ces qualités impossibles du bioéthicien : connaissance sociologique des communautés médicale et biologique; connaissance psychologique des besoins qu'éprouvent chercheurs et cliniciens, malades et médecins, tout comme des pressions diverses qu'ils subissent;

connaissance historique des origines des théories des valeurs et des pratiques courantes; formation scientifique nécessaire; connaissance et familiarisation avec les méthodes usuelles d'analyse éthique dans les communautés philosophique et théologique, et certainement conscience des limites de ces méthodes lorsqu'elles sont appliquées à un cas concret; enfin, il faut que le bioéthicien soit conscient du type de problèmes éthiques qui se posent en médecine et en biologie. Qui, en effet, peut se permettre de se qualifier de bioéthicien ? Et quelle est cette « science » prétentieuse qui se pratique sous le vocable de bioéthique ? Callahan avait amplement démontré, dans son article, que le contenu de la bioéthique fait éclater la notion traditionnelle de « discipline », à savoir une série de connaissances qui se définissent à partir d'une méthode, d'un objet, et qui, ce faisant, acquièrent leur autonomie. Cette chasse gardée est donc complètement foulée aux pieds par les exigences réelles imposées à la bioéthique. C'est d'ailleurs sur ces exigences concrètes de la réalité biomédicale que Callahan fit porter des entrevues perspicaces, se basant sur des exemples concrets et offrant des affirmations parfois géniales parfois moins convaincantes. Il a néanmoins le mérite d'avoir été parmi les premiers à mettre un peu d'ordre dans la maison des bioéthiciens, c'est-à-dire des médecins, des biologistes et des éthiciens débordés par les questions biomédicales. Par contre, il est vrai aussi qu'il offre peu de réflexions systématiques sur la bioéthique comme domaine scientifique. Bien que Callahan n'entende évidemment pas escamoter cette question fondamentale, le lecteur en reste, néanmoins, sur sa faim (tableau I de la page 106).

Or, voici que le premier numéro d'une série de Cahiers de bioéthique nous oblige à poser à nouveau la question, et à nous demander si la bioéthique a réussi à faire un peu plus ses preuves, à faire entrevoir ce qu'elle est, ce qu'elle fait, ce qu'elle veut et comment elle se définit du point de vue « disciplinaire ». En réfléchissant sur cette question, nous voudrions d'une part maintenir la continuité de certaines idées exprimées par Callahan, et d'autre part en critiquer et en compléter certaines autres. Pour ce qui est de la critique, elle portera sur deux thèmes, à savoir : les prémisses de quelques affirmations et le rôle attribué à l'éthicien en bioéthique. Il se révélera d'ailleurs impossible de reconnaître lequel des deux fait le plus sérieusement obstacle à l'acheminement vers l'interdisciplinarité. Mais nous reparlerons de cela plus loin. Pour le moment, il suffit d'évoquer brièvement ce qui pourrait constituer le point majeur de ce qui diffère dans notre conception de l'interdisciplinarité en bioéthique.

Nous croyons que la meilleure façon d'assurer le caractère interdisciplinaire de la bioéthique consisterait à établir les phases du travail et à délimiter les compétences respectives des disciplines engagées. Ainsi, l'idéal serait que :

- l'on accepte au départ l'« époché méthodique », c'est-à-dire que toutes les disciplines s'abstiennent d'attaquer le sujet selon les exigences de leurs propres méthodes mono-disciplinaires;*
- l'on s'efforce de formuler interdisciplinairement la question globale sous tous ses angles, dans toute sa complexité;
- l'on traduise la question globale en termes spécifiques d'une discipline particulière;
- la réponse à cette question « traduite » soit, elle aussi, renvoyée constamment à la question globale;
- l'on se mette d'accord sur une réponse globale qui ne relève d'aucune mono-discipline en particulier, mais qui, au contraire, intègre toutes les réponses données (figure 1).

Mais, une fois de plus, il s'agit là d'un idéal qui peut-être ne sera jamais atteint. Aussi, peut-on penser qu'aujourd'hui l'interdisciplinarité atteint son apogée dans une forme qui prend son point de départ au niveau de la troisième étape de l'interdisciplinarité idéale, d'où elle revient à l'« époché » originale.

Pour en revenir à la bioéthique, nous croyons qu'elle est une science dont l'homme est le sujet, et non seulement l'objet. Il faut donc ajouter qu'il sera également le critère de la méthode à utiliser. L'expérience au sein d'une équipe médicale nous a convaincus que le besoin (momentané) de l'homme (en détresse) devient le critère de

* Par analogie avec son usage en philosophie, nous suggérons l'emploi du terme « époché méthodique ». Il s'agit, en effet, d'une suspension. Mais, par ailleurs, il n'est pas question ici de suspendre notre jugement sur la vérité objective des représentations (scepticisme), ni notre croyance en l'existence d'une chose (Husserl), non plus que d'adopter le doute méthodique (Descartes). Ce dernier, en particulier, décrit une méthode, tandis que nous entendons parler d'une suspension provisoire de toute méthode mono-disciplinaire présentement connue. En d'autres mots, la méthode recherchée se trouve en aval. En amont, il n'y a que des méthodes qu'il faut oublier pour un temps. C'est là, l'« époché méthodique ».

choix d'une approche soit interdisciplinaire soit mono-disciplinaire. Les « phases » suggèrent ainsi une souplesse nécessaire à la bioéthique, si cette dernière veut offrir une réponse adéquate au problème de la biomédecine. Littéralement, selon les besoins de la cause, la bioéthique devra se séparer en sciences autonomes distinctes, pour ensuite les ramener à l'union. L'union humaine différencie, bien sûr, mais cette différenciation risquera moins de se transformer en

---

Tableau I

Distinctions et définitions établies par G. Michaud

Discipline — Ensemble spécifique de connaissances qui a des caractéristiques propres sur le plan de l'enseignement, de la formation, des mécanismes, des méthodes et des matières.

Multidisciplinaire — Juxtaposition de disciplines diverses, parfois sans rapport apparent entre elles (musique + mathématique + histoire, par exemple).

Pluridisciplinaire — Juxtaposition de disciplines plus ou moins voisines, dans des domaines de la connaissance (domaine scientifique : mathématiques + physique; ou domaine des lettres : français + latin + grec, par exemple).

Interdisciplinaire — *Interaction* entre deux ou plusieurs disciplines : cette interaction peut aller de la simple communication des idées jusqu'à l'intégration mutuelle des *concepts* directeurs, de l'*épistémologie*, de la *terminologie*, de la *méthodologie*, des *procédures*, des données et de l'organisation de la recherche et de l'enseignement s'y rapportant. Un groupe interdisciplinaire se compose de personnes qui ont reçu une formation dans différents domaines de connaissance (disciplines) ayant chacun des concepts, des méthodes, des données et des termes propres.

Transdisciplinaire — Mise en œuvre d'une axiomatique commune à un ensemble de disciplines (l'anthropologie considérée comme « la science de l'homme et de ses œuvres », selon la définition de Linton, par exemple).

(Extrait de *l'Interdisciplinarité*, Paris, O.C.D.E., 1972, p. 23-24.)

fragmentation si on entrevoit le lien avec l'union. Ainsi, l'homme sera-t-il sujet, objet et critère d'interdisciplinarité et de monodisciplinarité.

En vue de marquer et la continuité et la révision critique d'une certaine position sur la bioéthique en tant que discipline, nous proposons le plan suivant. Nous parlerons tout d'abord des observations faites par Callahan, dont la plupart restent d'ailleurs toujours valables. Il sera utile de les rappeler brièvement en aide-mémoire. Ensuite, il faudra parler des divergences d'opinions quant à certaines présuppositions et au rôle de l'éthicien en bioéthique. Ces divergences nous amèneront à suggérer des choix plus appropriés, croyons-nous, aux exigences interdisciplinaires de la bioéthique.

La bioéthique comme discipline

Il n'y a pas le moindre doute que Callahan avait raison lorsqu'il disait que ceux qui désirent en savoir plus sur les problèmes disciplinaires en bioéthique ne trouveront pas de meilleure école que l'expérience vécue, avec toutes les exigences radicales que cela comporte. D'une façon anecdotique, il nous raconte certaines des réactions suscitées par ses publications et ses conférences. Par exemple, telle féministe qui l'accusait d'arrogance et de cruauté, parce que dans son livre sur l'avortement Callahan impose aux femmes des questions philosophiques qu'elles préfèrent ignorer. Or, de par sa formation, l'éthicien est appelé à philosopher autour d'un problème jusqu'à n'en plus voir ni la queue ni la tête. Et, pour les gens qui se sont déjà décidés dans un sens ou dans un autre, la philosophie risque de tout brouiller.

Quel est alors le rôle de l'éthicien face aux problèmes éthiques en médecine et en biologie ? Selon Callahan, l'éthicien doit tout d'abord identifier et cerner les problèmes qui constituent une véritable question éthique. Ensuite, il doit indiquer les méthodes de réflexion permettant d'aller au fond d'un problème. Enfin, il doit aider les scientifiques et les médecins à prendre la bonne décision. Toutefois, il lui faudra savoir que le vécu, en médecine comme en biologie, ne se soumet pas aisément au découpage scolastique. Bien au contraire, les questions y sont souvent peu claires et entrecoupées, à cause des apports des différentes disciplines. Il en résulte une problématique rebelle au moule réductionniste d'une seule discipline. En outre, il n'y a pas que la complexité d'une problématique qui fasse obstacle, mais aussi le manque de formation des médecins et des biologistes en la matière et l'absence d'outillage approprié. Souvent, une formation éthique restreinte ne leur offre même pas la terminologie nécessaire au traitement d'une question. Aussi, peut-on penser que seuls de longs entretiens et un contrôle constant de l'authenticité de la compréhension offrent un remède efficace à ce mal.

Il semble bien que ses expériences vécues ont permis à Callahan de tirer quelques conclusions fondamentales sur la bioéthique en tant que discipline. La principale concerne le but de la méthode, à savoir que la bonne méthode doit faire en sorte que la bioéthique aide ceux qui s'en servent à prendre des décisions suffisamment spécifiques et claires (Callahan, 1976, 9). En d'autres mots, la méthode fait le lien entre la question et la réponse, entre un problème et sa résolution. Bien que cet objectif soit fort précis, il est difficile de trouver, dans l'article de Callahan, des éléments permettant de l'atteindre. Il note que la tradition éthique ne nous a légué que deux méthodes capables de faire ce lien, notamment la casuistique catholique et les *responsa* des communautés juives. Mais notre société pluraliste veut ignorer ces deux avenues. Aussi, nous faut-il d'urgence une éthique normative basée sur des principes communément reçus et qui nous permette de prendre nos décisions de façon responsable.

Enfin, Callahan admet que beaucoup de ses remarques ne valent que si on accepte la distinction entre, d'une part, une éthique au sens strict (analyse conceptuelle, clarification des principes, reconnaissance des conséquences logiques et des présuppositions, et élaboration de systèmes théoriques), et d'autre part une éthique au sens large. La bioéthique étant une éthique au sens large, nous avons déjà eu l'occasion dans le premier paragraphe de l'introduction d'en énumérer les exigences « impossibles et agaçantes ».

En voilà assez ou plutôt pas assez du tout, parce que la saveur succulente de l'anecdote se perd inévitablement dans un résumé sec des grandes lignes d'un article toujours remarquable. Il y a lieu, cependant, de revenir sur quelques points, soit parce que l'article de Callahan est resté obscur, soit parce que certains points n'avaient pas encore été reconnus. Ainsi, des lacunes peut-être inévitables il y a six ans ont été comblées. Il s'agit donc de compléter, et, au besoin, de critiquer et de réviser certains points. Ces ajustements nécessaires ne sauraient surprendre, puisque la bioéthique vient à peine de naître et souffrira, à n'en pas douter, de ces maladies d'enfance.

Éthique de la biomédecine ou bioéthique interdisciplinaire ?

En ce qui concerne le conflit disciplinaire en bioéhique, Callahan maintient que l'éclatement de l'éthique traditionnelle sous le poids des questions biomédicales nous force à nous adonner à une éthique au sens large, à une bioéthique qui « constitue un champ interdisciplinaire dont la dimension purement éthique ne peut ni ne doit être isolée sans résidu des dimensions juridique, politique, psychologique ou sociale » (Callahan, 1976, 9). Aussi, par respect du principe de réciprocité dans tout travail interdisciplinaire, le bioéthicien s'efforcera-t-il d'acquérir les difficiles qualités mentionnées dans notre introduction. Ensuite, la complexité de la biomédecine demande que le bioéthicien ne se limite pas au seul domaine de la raison, mais s'intéresse également aux sentiments et au comportement. Ce qui, par ailleurs, ne l'empêchera guère de critiquer les raisons données pour justifier les principes tirés de l'expérience ou de la tradition. En somme, l'éthicien doit identifier le problème éthique, soutenir méthodiquement la réflexion et apporter une aide au niveau de la prise de décision.

Il nous semble qu'on aurait tort de qualifier d'interdisciplinarité cette espèce de relation entre disciplines. Il s'agit plutôt de « disciplinarité croisée », c'est-à-dire que « l'axiomatique d'une seule discipline est imposée à d'autres disciplines du même niveau hiérarchique, ce qui crée une polarisation rigide des disciplines sur l'axiomatique propre à une discipline » (Jantsch, 1972, 108). Cela signifie, dans notre cas, que c'est bien l'éthique qui donne le ton. Cela signifie aussi que cette forme de bioéthique n'est rien d'autre qu'une éthique de la biomédecine. Par rapport à l'ancienne éthique médicale, elle a sans doute élargi son champ d'action, mais sans changer de méthode.

Or, on doit se demander si c'est en fonction de cette conception qu'hommes et femmes de maintes sciences et disciplines de diverses idéologies, comportant intérêts moraux et politiques, se sont voués à la bioéthique. On peut craindre que beaucoup d'entre eux accusent les éthiciens de paternalisme ou même de dogmatisme. Et il semble que, de l'interdisciplinarité, il ne reste que le mot.

Néanmoins, c'est bien ici que nous touchons au cœur du problème, à savoir le lien que l'on reconnaît et que l'on maintient entre une discipline et sa méthode. Or, il existe certaines contradictions que ce lien ne supporte pas. Par exemple, dans la mesure où la bioéthique se veut vraiment interdisciplinaire, elle ne peut rester le monopole des seuls éthiciens. Ou encore, si la bioéthique est appelée au statut d'interdisciplinarité, elle est automatiquement plus qu'éthique et, par conséquent, ne peut continuer à être le privilège des éthiciens. Nous voilà au pied du mur, renvoyés à la question originale pour laquelle nous avons peut-être présumé une réponse facile et évidente, en admettant le fait que la bioéthique était vraiment interdisciplinaire. Est-ce bien le cas ?

Avant d'aborder cette question fondamentale, notons, toutefois, le résultat assez considérable de nos réflexions antérieures, à savoir que l'éthique de la médecine et de la biologie n'a guère besoin d'un nouveau nom comme celui de « bioéthique ». Quelques milliers d'années « d'éthique médicale » se portent garant du terme. Mais si, par contre, la bioéthique est interdisciplinaire dans son essence ou, du moins, sous un certain angle, alors il faut en tirer les conséquences pour sa méthode et pour la compétence des sciences qui relèvent de cette interdiscipline qu'est la bioéthique.

Les exigences interdisciplinaires d'une bioéthique

Quoi qu'on pense sur les origines animales de l'être humain, on devra toujours admettre qu'en dernière analyse, l'homme a le pouvoir d'agir consciemment sur sa nature animale et, par là, d'être « l'architecte de son devenir » (René Dubos).

Ainsi, l'homme, produit de la biologie par son hérédité et son milieu, est parvenu à assujettir cette biologie à sa liberté et à sa dignité. Il en a fait un objet de choix. De nos jours, ce choix dépasse les formes d'acceptation ou de refus d'une nature donnée. On est devenu capable de choisir le sexe de sa progéniture. L'eugénique nous constitue donc nouveaux Pygmalions et nous permet de transformer volontairement le patrimoine génétique collectif. Certaines de ces possibilités nouvelles signifient de véritables alternatives à la situation actuelle, et nous permettent ainsi de parler de l'amélioration des espèces, incluant l'espèce humaine. Ce qui importe surtout, c'est de voir que le lien entre la nature et la vie de l'homme ne se dessine pas selon une ligne droite, ni même selon une ligne unique. En fait, il y a plusieurs lignes possibles. Ainsi, la nature biologique attend-elle de l'homme qu'il choisisse, pour une certaine forme de vie, et même, entre différentes qualités de vie humaine.

Or, c'est bien ce choix, avec toutes ses conditions préalables et toutes ses répercussions immédiates et futures, qui fait l'objet de la bioéthique. Et on peut penser qu'une bioéthique qui veut faire justice aux besoins des hommes devra opérer d'une façon nouvelle, à savoir interdisciplinaire. Déjà, dès que son objet est concerné, la bioéthique mobilise au moins trois disciplines traditionnelles : la biologie, la médecine et l'éthique. Comme l'a dit Edgar Morin, le complexe doit commencer par le complexe.

Et ainsi, c'est la situation biologique de l'homme des années 79 et ultérieures qui nous oblige à parler méthode. Car, effectivement, du naître au mourir, et même bien avant la naissance et après la mort, l'existence humaine connaît une multiplicité croissante de manifestations vitales devenues influençables, sinon contrôlables. Le besoin d'une méthode interdisciplinaire en bioéthique émerge donc directement de la question qui monte à la surface de notre aperception scientifique. La discussion du pour et du contre « l'acharnement thérapeutique » offre un exemple de cet effort qui, malheureusement, échoue souvent à cause des approches réductionnistes de l'une ou l'autre des compétences engagées. En fait, il faut le répéter sans cesse, contre l'auto-suffisance des disciplines, ce qui se présente en biomédecine ne saurait être perçu proprement ni par le biologiste seul, ni par le médecin seul, ni par le seul éthicien. À supposer que l'un d'eux essaie quand même de faire, seul, face au problème, il va nuire à la question dans son ensemble, parce qu'il la réduit à sa seule discipline. Il en serait ainsi du biologiste qui se replierait sur l'empirisme pur, ou simplement du médecin qui refuserait de voir en Mme X plus qu'un cas de migraine. Ou alors, le spécialiste nuirait à sa propre discipline par des extrapolations, tel l'éthicien qui se croit trop vite compétent en psychiatrie. Si, par contre, ils reconnaissent :

- que « l'action impose une réflexion, allant jusqu'à la mise en question du but que l'on poursuit et des valeurs que l'on reconnaît concrètement pour faire raisonnablement les choix auxquels on est contraint » (P. Antoine, 1970, 115), et

- qu'aucun parmi eux n'est à même d'assurer les deux (action et réflexion) d'une façon appropriée à la demande, alors c'est la question qui détermine la méthode.

Or, l'interdisciplinarité réussira-t-elle à tenir en main ce qui a échappé aux disciplines séparément ? Et, le cas échéant, que va-t-il arriver aux disciplines traditionnellement engagées dans ces domaines ? Le travail interdisciplinaire va-t-il se substituer aux monodisciplines, ou y a-t-il par contre moyen de les rédimer dans l'interdisciplinarité ?

Déjà, en introduction, nous avons suggéré de marquer les étapes d'interaction des disciplines. Ce qui ne signifie toutefois pas qu'on doive s'y engager à la légère. Il reste que le problème de la jalousie entre disciplines ne se résoudra que par une forme interdisciplinaire faisant d'abord justice à l'autonomie des disciplines. Cette forme interdisciplinaire devra, par ailleurs, remplir les exigences d'une problématique complexe en biomédecine.

En premier lieu, il nous faut une méthode conçue à partir d'un affrontement collectif et sans préjugés de la part de plusieurs disciplines intéressées par une même question. C'est pourquoi, nous avons mis en vedette cette « époché » du début. Elle est, à notre avis, la condition nécessaire à tout travail interdisciplinaire. Nous savons par expérience que l'omission de cette « époché » originale barre le chemin à l'interdisciplinarité. Nous nous rendons par ailleurs compte que peu de gens se trouvent dans une situation qui leur permette facilement de pratiquer cette « époché ». Au contraire, il se peut que tel médecin soit déjà engagé envers son malade bien avant de découvrir les aspects qui demandent un « traitement » interdisciplinaire. Alors, que fait-il lorsqu'il s'engage avec d'autres pour l'approcher d'une façon interdisciplinaire ? Il ne peut plus recommencer comme si de rien n'était, comme s'il n'avait jamais eu affaire à ce malade.

On pourrait penser que ce problème peut trouver une solution dans le retour à l'« époché » originale, bien sûr, dans la mesure où cela est encore possible (figure 1). Le minimum qu'on oserait exiger alors, est de ne pas refuser d'essayer ce retour. Car, même si on ne parvenait pas à atteindre l'« époché », on aurait expérimentalement contribué à la recherche opérationnelle nécessaire à la construction d'une théorie de l'interdisciplinarité. En fait, l'expérience en équipe de recherche nous a convaincus que, même lorsque le retour à l'« époché » n'est peut-être plus réalisable après un certain degré d'engagement, la deuxième étape, à savoir la perception et la formulation du problème dans ses multiples dimensions, reste néanmoins abordable. Mais, même là, les chercheurs eux-mêmes sont restés (ou deviennent encore plus) convaincus de la nécessité de l'« époché » comme point de départ à toute recherche interdisciplinaire.

Figure 1

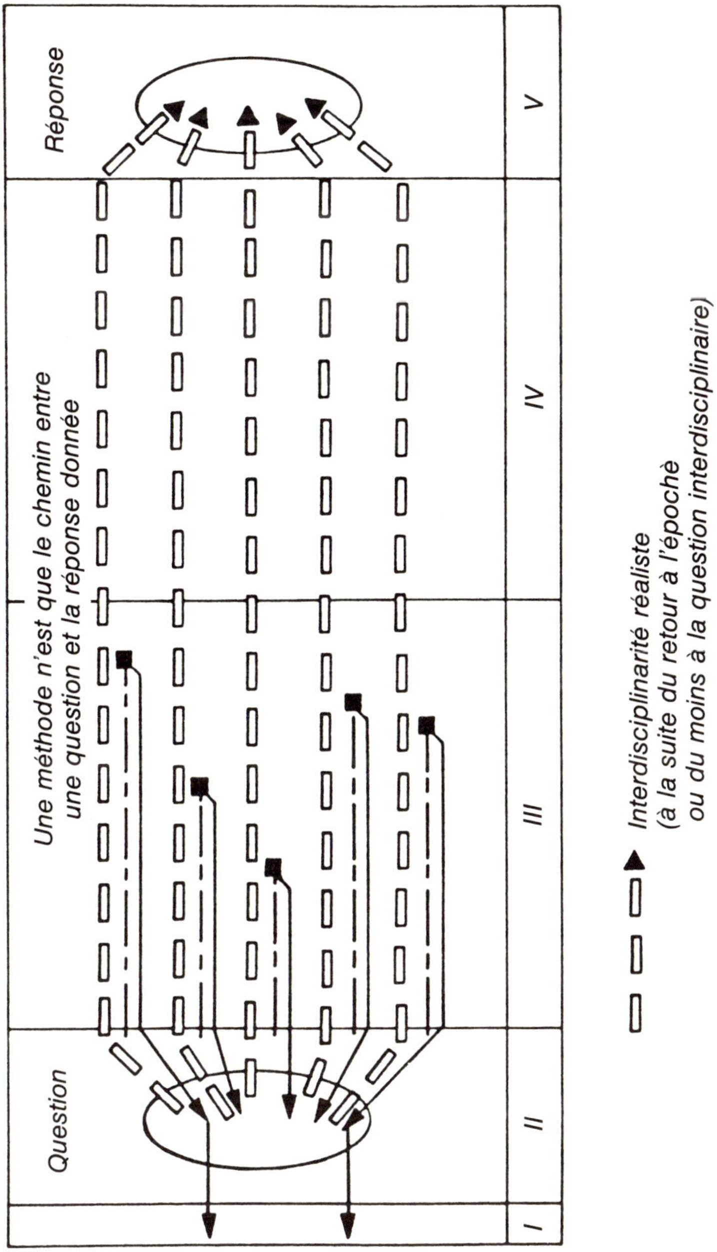
Réponse
Une méthode n'est que le chemin entre
une question et la réponse donnée
Question
V
IV
III
II
I
Interdisciplinarité réaliste
(à la suite du retour à l'épochè
ou du moins à la question interdisciplinaire)

Conclusion

Nous conclurons cet article par la présentation d'une série de positions possibles concernant l'interdisciplinarité, et plus particulièrement la bioéthique en tant qu'interdiscipline. Certaines de ces thèses ont quelque peu été prouvées ici, d'autres auraient pu l'être. Ainsi, le fait même que ces conclusions soient paradoxales offrent une image de ce qu'est encore la bioéthique : une science qui se cherche.

• L'interdisciplinarité n'existe que grâce aux disciplines autonomes. En fait, elle renforce et réaffirme le rôle des disciplines distinctes.

• Dans la mesure où la bioéthique est interdisciplinaire, elle crée des problèmes non seulement aux biologistes et aux médecins, mais également aux éthiciens. En particulier, parce qu'elle risque de les inciter sans cesse à dépasser leur compétence et à violer les méthodes propres à leurs disciplines.

• L'interdisciplinarité est indispensable en bioéthique et, pour certaines questions, elle est le préalable nécessaire à toute approche mono-disciplinaire.

• Le schéma des étapes (figure 2) offre l'avantage, inconnu jusqu'ici, de ne pas renfermer la pensée dans un dilemme (la monodisciplinarité ou l'interdisciplinarité), qu'il semblait d'ailleurs difficile de dépasser. Aussi, ce schéma prévient-il la rivalité des disciplines.

• À plusieurs reprises, nous nous sommes heurtés au paradoxe inévitable de ne pouvoir parler d'interdisciplinarité qu'en termes de discipline.

• Il reste à souhaiter que la floraison des programmes « philosophie et médecine », aux États-Unis, trouve une contrepartie valable dans d'autres pays.

• La bioéthique risque de déséquilibrer l'éthique médicale par l'hypertrophie du sentiment de responsabilité. Aussi, faudra-t-il restaurer l'équilibre par d'autres vertus chez le médecin, telles l'acceptation de l'inéluctable, la modération, voire la réserve et l'abstention.

• L'« épochè méthodique », et au besoin le retour à elle, fait partie intégrante du point de départ interdisciplinaire de la bioéthique.

Figure 2

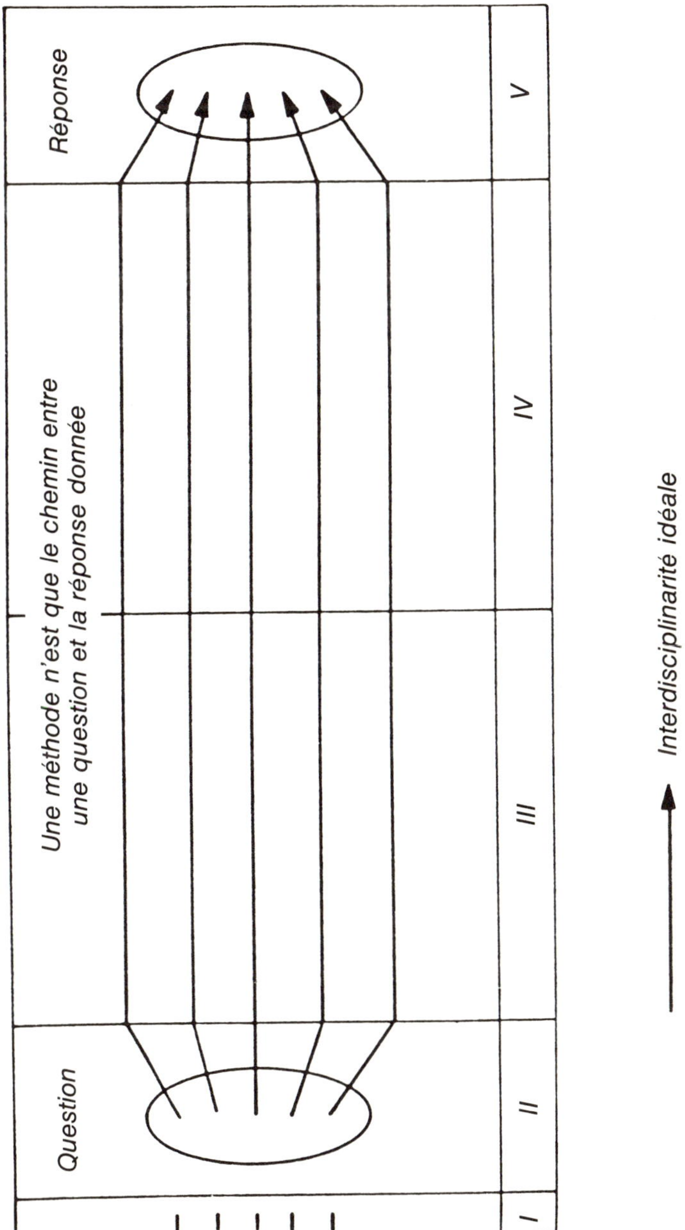
Réponse
Une méthode n'est que le chemin entre une question et la réponse donnée
Question
I
II
III
IV
V
Interdisciplinarité idéale

Bibliographie

ANTOINE, P., *Morale sans anthropologie*, Paris, Épi, 1970.

CALLAHAN, D., « Bioethics as a Discipline », in HUMBER, J. M., et ALMEDER, R. F., *Biomedical Ethics and the Law*, N.Y., 1976, 1-11. Cet article parut d'abord dans *Hastings Center Studies*, 1973, p. 66-73.

DELKESKAMP, C., « Interdisciplinarity : A Critical Appraisal », in ENGELHARDT Jr., H. Tr., et CALLAHAN, D., édit., *Knowledge, Value and Belief*, Hastings Center, 1977, p. 324-354.

DUBOS, R., « Déterminisme et responsabilité : choisir d'être humain », in *l'Union médicale du Canada*, 1977, 106, p. 422-425.

JANTSCH, E., « Vers l'interdisciplinarité et la transdisciplinarité dans l'enseignement et l'innovation », in *l'Interdisciplinarité. Problèmes d'enseignement et de recherche dans les universités*, Paris, O.C.D.E., 1972, p. 98-125.

Quelques exigences que pose à la morale la médecine

HUBERT DOUCET

Dans le domaine biomédical, les impossibilités d'hier sont devenues les réalités d'aujourd'hui, et les plus vieux rêves de l'humaté sont en voie de se réaliser. Qu'on pense simplement ici au véritable chambardement culturel que les techniques de contraception ont permis de réaliser : la femme est devenue autre. Tout au cours de la vie, la médecine est là qui peut non seulement modifier à l'aide de la psychochirurgie ou de la psychopharmacologie les comportements, mais aussi enlever les organes usés pour les remplacer par des meilleurs, qu'ils soient artificiels ou naturels. Les nouveaux pouvoirs de détection que l'homme s'est offerts obligent à des attitudes neuves à l'égard du fœtus, par exemple : quels en seront les effets sur les comportements humains et la qualité de la vie ?

Ces développements extraordinaires de la connaissance rendent difficiles pour les collectivités les prises de décision concernant les orientations à prendre par la biomédecine. Quand elle connaît mal le réel complexe de la science et ses implications, quelles politiques une collectivité peut-elle mettre de l'avant ? Vers quoi orienter les ressources ? Quel type de médecine faut-il préférer ? Pourquoi s'acharner à sauver les bébés handicapés plutôt que les laisser mourir en paix ? Doit-on préférer l'insémination artificielle à l'adoption ? Les patients ont-ils le droit d'exprimer quelques points de vue concernant leur propre traitement ? Il faut pourtant choisir des orientations, mettre en œuvre des politiques, décider d'un traitement au détriment d'un autre. Comment choisir ? Sur quoi se baser ?

Le contexte décrit plus haut ne pose-t-il pas la question de la morale comme un des instruments importants pour aider les individus et les collectivités à choisir et à agir ? En effet, sur quoi baser les choix ? Pour aider à choisir, on voit aussitôt apparaître deux grands types de morale. Sauver la vie humaine et se protéger contre l'anarchie née de l'individualisme moderne exige une morale de principe. Cette morale est l'une des deux thèses offertes à l'humanité d'aujourd'hui. L'autre soutient qu'une morale de principe oublie la qualité de la vie, et que seule une morale de l'amour rend humaines les décisions à prendre. On peut se demander cependant si c'est dans ces cadres moraux que nos contemporains se posent leurs questions lorsqu'ils ont des décisions à prendre. Est-ce en termes « moraux » que les couples se posent le problème de l'insémination artificielle ? Par exemple, si l'on discute de l'insémination artificielle, de ses avantages, de ses désavantages, les chrétiens sont souvent surpris d'apprendre qu'il y a une position morale de leur Église sur cette question : ça ne leur passe pas par l'esprit. S'il n'y avait pas eu ces emphases sur la contraception, les chrétiens auraient probablement le même type de réaction. Pour beaucoup de nos contemporains, les problèmes humains ne se posent pas par rapport à la morale comme nous l'entendons habituellement. C'est d'ailleurs dans ce sens que nous caractérisons souvent notre temps comme une époque d'amoralité : nos contemporains refusent de se poser des questions dans la perspective des morales.

On peut comprendre l'amoralisme de beaucoup, compte tenu des mauvaises expériences qu'ils ont eues avec la morale. Dans cet article, il ne sera pas question de montrer comment la morale est bonne ou nécessaire, etc. En harmonie avec la sensibilité contemporaine, la pensée cherchera à rester le plus possible accrochée au vécu : laissons-le se dérouler devant nous et nous interroger par ce qu'il est. Si nous regardons les sciences et les techniques biomédicales se développer et se vivre dans la société contemporaine, et cherchons à y voir les indications qu'elles nous livrent pour rendre plus humains nos comportements, nous y découvrirons un certain nombre d'exigences qui nous sont posées. C'est le sens de cette présente réflexion.

Si nous voulons améliorer la qualité de la science médicale dans sa relation à l'homme d'aujourd'hui, il y a donc des exigences qui sont posées à tous les protagonistes en cause. Ici seront développées trois de ces exigences qui naissent de la relation de l'homme avec la médecine moderne. Il y a d'abord une exigence de la connaissance pour ouvrir un champ de responsabilité et de liberté. En second lieu, il faut poser la nécessité d'un savoir critique fondé sur une anthropologie sans quoi aucun progrès de la personne ne sera possible dans tout ce développement de la médecine. Enfin, il importe de renouer avec la sagesse pour la cohérence même des agirs humains; sans la sagesse, la connaissance se trouve coupée de la vitalité du réel. De telles perspectives questionnent profondément les discours moraux auxquels nous nous sommes habitués. Elles permettent aussi de retrouver l'élan profondément humain à la source de toute recherche morale : questionner la morale, c'est renouer avec la vie morale. Voilà ce que la médecine moderne pourrait nous apprendre.

Exigence de la connaissance

Dans beaucoup de questions biomédicales, un large fossé sépare l'attitude des Églises, particulièrement l'Église catholique, et les comportements que les gens sont appelés à vivre dans le concret de leur existence. Rappelons pour mémoire la question des techniques contraceptives, de l'avortement, de l'euthanasie salutaire, de l'insémination artificielle, etc. Face à toutes ces questions, les Églises pensent en termes d'un ordre déjà fait qu'il faut respecter : loi naturelle, commandement de Dieu. Les couples qui vivent le problème de l'insémination artificielle ne le voient pas ainsi : ils veulent atteindre l'achèvement de leur vie ensemble. Face à la possibilité de l'avortement, les personnes sont questionnées par le sens qu'elles donnent à leurs actions et les valeurs qui spécifient leurs comportements. Lorsque, au cours de leur vie, des individus se trouvent confrontés à la question de l'euthanasie salutaire, ils se questionneront sur leur manière d'envisager la mort et leur responsabilité dans ce dernier acte de la vie humaine. Ce qui spécifie tous ces cas, ce n'est pas la conformité à un ordre déjà fait, c'est le cadre complexe dans lequel la décision doit se prendre.

Prendre une décision qui respecte la complexité du réel exige la connaissance de l'ensemble de la situation. On ne peut ni s'en remettre à un code moral limitant, ni à des études purement techniques, la vie est trop riche et trop diversifiée pour agir ainsi. Il n'en demeure pas moins que, dans tous les exemples cités jusqu'ici (techniques contraceptives, avortement, euthanasie salutaire, insémination artificielle), le développement de la science et des techniques médicales questionne directement l'existence. Prenons le cas de l'insémination artificielle pour faire voir comment la science et la technique médicales obligent à développer une interrogation sur le sens de la vie et des gestes que l'on y pose. Avoir recours à l'insémination artificielle peut être, pour un couple, plein de promesses si la technique leur permet un enfant désiré à travers des questionnements, des dialogues et des mises en commun. Avoir recours à l'insémination artificielle peut être pour eux une aventure destructive si le couple n'est pas apte ou s'est mal préparé à une telle réalisation. Non seulement un couple va-t-il se questionner sur sa capacité de vivre pour lui-même toutes les implications de l'insémination artificielle, mais en plus les questions déborderont, chez la plupart, une perspective purement individualiste. Cet enfant réalisé d'une manière si peu habituelle sera-t-il heureux ? Pourquoi tant d'efforts, si l'enfant mène une vie malheureuse en raison des difficultés psychologiques ? Les questions pourront aller encore plus loin dans cette perspective de responsabilité sociale : l'insémination est-elle une bonne chose pour l'avenir de l'humanité ? Si les personnes se perçoivent non comme deux individus perdus sur une île mais comme des membres à part entière de la société, elles voudront situer leur geste dans le cadre d'une responsabilité ouverte sur l'humanité. Pour réaliser une interrogation de qualité sur les conséquences individuelles et sociales de sa décision, le couple doit avoir pris conscience de l'ensemble de la situation : la connaissance devient donc une nécessité.

Une éthique de la loi naturelle ou fondée sur l'ordre exprès de Dieu ne développe pas un souci de la connaissance. Il serait plus juste de dire que de telles éthiques deviennent préoccupées d'une seule ligne de connaissance, celle de la soumission à l'ordre donné. Dans la ligne de la morale kantienne par exemple, la connaissance est rejetée à l'arrière-plan : tout l'agir moral se tient dans la loi. Voici ce que dit Kant à ce propos :

> C'est pourquoi, *se représenter la loi elle-même, ce qui à coup sûr n'a lieu que dans un être raisonnable*, et faire de cette représentation, non de l'effet attendu, le principe déterminant de la volonté, cela seul peut constituer ce bien si excellent que nous qualifions de moral... (Kant, 1964, 101)

Une telle perspective est-elle acceptable lorsque la décision à prendre est grosse de toutes sortes d'implications psychologiques, oblige à des comportements engageant toute la vie, transforme les mœurs les plus enracinées et ouvre sur des avenirs inconnus ? Dans un tel contexte, c'est une exigence « morale » que de mettre la connaissance de toute la réalité au centre des décisions.

Lorsque les personnes en cause connaissent les éléments principaux d'une situation, leurs liaisons et leurs conséquences, l'éthique peut atteindre alors son objectif : ouvrir un champ de liberté. En effet, comment prendre une décision responsable qui tienne compte de l'ensemble de la condition humaine et de son environnement sans la connaissance ? Dans un monde en développement, la science et la technique deviennent de plus en plus présentes, complexes et toutes-puissantes. Qu'on pense simplement à la figure du médecin qui a presque tout pouvoir pour décider de l'avenir d'une personne. C'est une « exigence morale » que les hommes et les femmes connaissent les phénomènes scientifiques, leurs significations et leur portée. L'ignorance face à la réalité médicale transforme la médecine en religion et surtout empêche les citoyens d'avoir une participation éclairée aux décisions qui concernent leur vie individuelle et collective. « La complexification des techniques, leur incommunicabilité et leur caractère ésotérique » font en sorte que « les citoyens participeront de moins en moins aux décisions » (Birou, 1976, 113-114) concernant l'organisation de leur vie. S'en remettre aux morales de la loi, c'est, particulièrement dans cette perspective, se démettre de soi-même.

Cette exigence de la connaissance, objecteront plusieurs, réserve la morale à une élite, celle qui peut comprendre le langage de la science, comme c'est le cas de l'éthique de la connaissance proposée par Jacques Monod dans son livre *Hasard et Nécessité*. Il faut cependant noter que l'exigence de la connaissance proposée ici vise, bien au contraire d'une attitude élitiste, le développement de la prise en charge par chacun. De plus, cette exigence s'inscrit dans un autre cadre de pensée que celui de Monod. L'objection de l'élitisme porterait s'il s'agissait de comprendre tous les mécanismes et toutes les opérations impliquées lorsqu'un acte médical est posé. Il ne s'agit pas de comprendre tous les détails des processus scientifiques : on ne peut être spécialiste en tout. Il est nécessaire cependant de comprendre la mentalité scientifique, si l'on veut demeurer maître de ses décisions. Chez certains médecins, par exemple, le goût de l'expérimentation prédomine sur le bien des patients pris individuellement. En second lieu, connaître cette action médicale elle-même est une exigence pour que les gestes posés par les spécialistes correspondent aux choix des patients. Enfin, il importe que les personnes concernées saisissent les conséquences personnelles et collectives de tels types d'actions.

Certains s'objectent aussi à cette exigence de la connaissance, puisque l'être humain ne peut jamais assez connaître toutes les conséquences de ses actes sur tous les plans, la personne est trop faible pour cela. Chaque décision que l'on prend ne fait-elle pas bouger tout l'univers moral ? (Erickson, 1974, 113) Ce point de vue impliquerait donc que, plus la connaissance scientifique augmente, plus l'homme deviendrait incapable de prendre ses décisions et devrait s'en remettre à la loi toute faite. S'il est vrai que l'homme ne peut parvenir à tout connaître tant des aspects proprement scientifiques que des conséquences « morales » de ses actes, il n'en demeure pas moins que la connaissance qu'il peut acquérir lui ouvre les chemins de sa liberté et de sa responsabilité. En effet, sans un minimum de connaissance la science demeurera une « vache sacrée ». En développant la préoccupation de la connaissance en vue d'une meilleure prise en charge, la morale ferait que l'humanité mettrait la science à sa place. La science perdrait son caractère mythique pour venir habiter la terre des hommes.

La connaissance des différents aspects des actions médicales, en particulier celle des ensembles, est une exigence d'autant plus nécessaire que la sensibilité contemporaine se fait plus attentive aux problèmes individuels et se penche avec sympathie sur les particularités de chaque cas. La compréhension devient « empathique », et le leitmotiv est ainsi lancé : « c'est bon parce que c'est bon pour moi ». Cette sensibilité à la liberté individuelle et à l'intérêt des personnes a des avantages certains dans le climat technocratique qui est le nôtre : l'homme refuse d'être un numéro. Cette sensibilité nouvelle n'est pas sans risque : le poids réel de la réalité technique et scientifique peut être méconnu dans cette attitude individualiste. On ne se libère pas facilement de la technique : c'est pourquoi on ne peut séparer prise en charge et connaissance, ces deux dernières ont partie liée.

Ces quelques pages sur l'exigence du connaître face à la médecine moderne voulaient montrer que les situations dans lesquelles nous plonge le développement des sciences biomédicales obligent la morale, si elle veut participer au développement de l'humain, à axer ses objectifs sur la connaissance. Est-ce cependant suffisant ?

Savoir critique fondé sur une anthropologie

La connaissance est une exigence essentielle, elle n'est cependant pas suffisante, sans plus. Il importe de situer les différents éléments de connaissance pour que les décisions et les orientations s'inscrivent dans un ensemble humain. L'exigence de connaissance prendra toute sa signification à l'intérieur du cadre d'un savoir critique fondé sur une anthropologie.

Un savoir critique est nécessaire pour fonder et unifier les différents éléments de la connaissance, et ainsi permettre à l'homme d'atteindre sa liberté. Pour bien faire saisir ce point de vue, prenons d'abord quelques exemples. Lorsque les personnes se retrouvent avec elles-mêmes et doivent prendre leur décision concernant un éventuel recours à l'I.A.D. (l'insémination artificielle hétérogène ou par donneur étranger), toutes sortes de questions leur viennent à l'esprit. Parmi les questions, plusieurs doivent ressembler à celles-ci : est-ce qu'une telle décision fera grandir leur amour ? Seront-elles capables de porter un tel secret ? Faut-il cacher une telle chose ? Comment leur entourage réagirait-il si jamais ça se savait ? etc. Les questions portent sur la vie du couple, l'enfant à naître, le milieu familial et social. En raison du sérieux de la décision à prendre et de l'engagement impliqué, le couple normalement pensera en termes de survie : c'est une loi « naturelle » que celle de l'instinct de survie. Il en va de même dans le cas de l'avortement et de la stérilisation. Normalement, lorsque nous avons des décisions personnelles graves à prendre, nos premières réactions nous amènent à nous replier sur nous-mêmes. Les « égoïsmes » naturels, individuels ou communautaires ne peuvent que se manifester; c'est une réaction vitale. En face de ces réactions premières, la morale en tant que système intervient. Elle dit « non »; c'est contre le mariage, c'est contre la vie, la nature, etc. Le *dictum* de la morale ne rencontre malheureusement pas la vie du couple. Le couple refuse les jugements de la morale, mais rien d'autre part ne vient interroger le couple pour l'ouvrir à autre chose que lui-même. Un « savoir critique » se révélerait nécessaire pour permettre d'aller dans le sens d'un dépassement de l'humain.

Certains proposent aujourd'hui la stérilisation des handicapés mentaux. La désinstitutionnalisation du secteur des malades mentaux n'a pas que des avantages, beaucoup de difficultés se présentent : que faire par exemple avec les personnes qui n'ont pas le contrôle de leur hygiène menstruelle ? Les problèmes qui en résultent sont nombreux pour la malade, ses camarades, les responsables, etc. En raison des troubles causés, on pense, naturellement, à régler la source du problème; l'hystérectomie est une façon simple et efficace qui soulagerait tout le monde, à commencer par l'handicapée elle-même. À nouveau, la morale n'est d'aucun secours lorsqu'elle dit « non » en fondant son argumentation sur la loi naturelle; cela ne tient aucun compte de la situation complexe contemporaine. Un savoir critique se révèle cependant nécessaire, sinon la désinstitutionnalisation cherchée ressemblerait davantage à ce qu'on appelle la « normalisation » dans les pays du bloc de l'Est, lorsque l'un de ceux-ci réintègre le giron russe après un essai de libération. Il faut donc questionner et demander « pourquoi un tel agir ? » Est-ce pour la personne elle-même ? Est-ce pour le bien-être et la sécurité de la collectivité ? Au nom de quoi prendre une décision ? Le savoir critique fondé sur une anthropologie aide à répondre à cette question.

Le savoir critique dépasse le premier niveau des choses qui est souvent limité aux besoins immédiats, aux pressions de l'entourage, aux apparences d'un bon sens sécuritaire. Toutes les dimensions de l'agir humain doivent être scrutées pour situer la décision à prendre dans une ligne de progrès humain. En effet, le preneur de décision doit dépasser l'immédiateté du geste en le situant dans son contexte, en relativisant certaines données, en allant aux sources de certaines motivations. Même si la réalité lui apprend beaucoup, une autre dimension est nécessaire, celle du processus critique de cette même réalité. L'expérience humaine apprend que la personne humaine a souvent besoin d'être mise en question par d'autres pour sortir de ses préjugés, ce qui est, en réalité, le sens même de la pédagogie. D'une certaine manière, la conscience morale joue, chez chaque individu, ce rôle de savoir critique, puisque sa tâche est de situer l'acte par rapport à l'ensemble de l'équilibre de la personnalité. Morale et savoir critique sont profondément liés ensemble.

La raison fondamentale de la nécessité d'un savoir critique tient au fait que l'individu est d'abord préoccupé des conséquences immédiates de ses décisions. L'agir est trop centré sur le restreint et le court terme. Dans le cas des exemples cités plus haut (avortement, insémination artificielle), l'instinct de la survie est fondamental. Que fait-on de la dimension communautaire des actes ? Une des grandes caractéristiques de nos choix actuels est l'individualisme. Les arguments apportés en faveur de l'avortement sont que la femme seule doit décider, et que seul son cheminement importe. Dans le cas de l'I.A.D., c'est la même chose. Toute la relation de l'individu avec la société semble inexistante. Le long terme et les dimensions collectives dans les décisions apparaissent oubliés.

Par rapport à d'autres problèmes médicaux, les exigences du collectif et du long terme sont tellement prioritaires que les individus au contraire ont disparu (stérilisation des handicapés mentaux). La critique va donc ici s'exercer d'une façon différente, le type de question sera autre mais toujours en vue du même objectif.

Le savoir critique conduit donc à voir que toute démarche éthique est fondée sur une anthropologie, puisque tout questionnement se fait à partir d'une certaine idée de l'homme. Tout savoir critique va prendre sa spécificité à partir d'une vision de l'homme et de sa tâche dans le monde. Il importerait, pour l'équilibre de la pensée, de préciser la relation anthropologie-savoir critique, car une anthropologie non critiquée se transforme presque naturellement en idéologie dominatrice comme l'histoire le manifeste fréquemment. Le cadre de cet article ne permet pas de développer cet aspect. Quelques réflexions complémentaires peuvent aider à mieux saisir la relation savoir critique-anthropologie. Qu'en raison de leurs rêves de puissance, les collectivités et les individus veuillent établir comme universelle et naturelle leur anthropologie régionale, voilà une attitude des plus normales. Qu'en raison d'une certaine identité de nature à laquelle toute l'humanité participe, l'on veuille établir une définition commune et sérieuse de l'homme et de son action, voilà une démarche naturelle. Qu'en réalité, l'on soit sans cesse en face du pluralisme et de la différence, voilà ce qu'il importe aussi de reconnaître et de vivre. Une vision critique fondée sur une anthropologie ne doit pas tant chercher à faire valoir sa supériorité que surtout approfondir la qualité du modèle qui l'anime pour inviter les hommes et les femmes à aller dans le sens d'un dépassement des limites du monde réel, comme l'ont vécu les grands réformateurs moraux (Cassirer, 1975, 91-93). Les traditions morales — la plupart sont d'inspiration religieuse — qui s'enferment dans les normes et la littéralité des textes devraient plutôt renouer avec les modèles anthropologiques qui les spécifient. Elles renoueraient du même coup avec une dimension prophétique essentielle dans les grands débats contemporains.

Renouer avec la sagesse

La connaissance prend sa signification dans un savoir critique fondé sur une anthropologie. Une troisième et dernière exigence doit être maintenant dégagée pour que les agirs humains soient profondément cohérents avec l'ensemble du réel vivant. Cette exigence est celle de la sagesse. En effet, le poids historique de notre culture est tel que la connaissance se trouve coupée de la vitalité du réel, le savoir critique se complaît plus dans sa démarche que dans sa visée, et l'anthropologie a tendance à être un discours fermé sur lui-même. Une analyse critique de la culture occidentale moderne confirmerait cette perspective d'une coupure entre la pensée et la réalité vécue.

La morale en Occident a cherché à se présenter sous les formes d'un savoir, et c'est ainsi qu'elle s'est coupée du réel. Pour éclairer l'action, le savoir doit se développer en sagesse. De plus, un regard sur la biomédecine contemporaine exige de retrouver la sagesse, sinon l'humanité risque de perdre le contrôle d'elle-même. Les prochaines pages seront donc consacrées à mieux cerner ce thème de la sagesse en relation avec le développement de la biomédecine.

Certains trouveront étrange d'introduire le concept de sagesse dans une entreprise de « modernisation » de la morale, comme seraient tentés de le dire quelques-uns. Notre première image de la sagesse n'est-elle pas celle de la vieillesse ? Dans la conscience moderne, les deux mots sont inconsciemment identifiés, et le langage populaire dira : « Il parle comme un vieux sage. » La science, en plus, semble avoir peu à faire avec la sagesse, puisqu'elle s'édifie sur le risque. Pourquoi vouloir alors renouer avec la sagesse ? N'est-ce pas tomber dans le piège des morales classiques ? Précisons donc le sens du mot. Quand on dit de quelqu'un qu'il parle comme un vieux sage, on veut dire qu'il parle comme une personne détachée de ses intérêts immédiats et capable alors d'embrasser les problèmes comme les propositions dans un ensemble de réalités. Le sage sait lire le réel pour en dégager l'organisation, saisir le lien entre les parties et retrouver le sens du tout. Le sage est l'homme de la totalité vivante, et la sagesse est la lecture intelligente et accueillante de la complexité du réel.

Les morales traditionnelles telles qu'elles nous sont parvenues ne peuvent, dans leur mode d'interprétation du réel, jouer ce rôle de sagesse, car elles réduisent le réel vivant : les hommes sont invités à se dépasser en niant la complexité du réel. La sagesse, au contraire, invite au dépassement en intégrant les différentes dimensions des expériences humaines. Les moralistes peuvent décrire avec beaucoup de vérité les difficultés de tous ordres vécus par les couples qui font face à l'infertilité ou au contraire qui ne peuvent avoir davantage d'enfants. Qu'on pense aux descriptions fort justes faites par Paul VI sur les difficultés de la vie familiale au XXe siècle; une réalité vivante et complexe est présentée. Dès que surgit la discussion éthique, un hiatus profond se creuse entre la description « phénoménologique » et les normes éthiques qu'on en tire. C'est l'histoire de l'encyclique *Humanae Vitae*.

Pour éclairer le problème auquel telle ou telle personne est confrontée, le moraliste cherche à en saisir les aspects essentiels. Il cherche alors l'essence du problème selon les catégories de sa systématisation morale : le problème perd alors sa complexité. Au vrai, il n'y a plus de problème moral; il n'y a que les difficultés à vivre la solution imposée par les normes.

Rester attentif à toutes les possibilités du réel fait naître tout un questionnement qui, loin d'impliquer le fossé creusé par les morales classiques, aide plutôt à situer la décision à prendre dans tout un ensemble de cohérence et d'équilibre. Prenons à nouveau l'exemple de l'I.A.D. Devant la situation et le choix à faire, des questions surgissent tout naturellement. La femme ne poursuit-elle qu'un rêve égotiste ? L'homme ne cherche-t-il qu'à faire plaisir à sa femme pour s'éviter d'autres problèmes ? Quelle place occupe l'enfant à naître ? Le secret que l'on garde actuellement permet-il une expression vraie et totale des personnes ? De quelle manière le médecin s'y prend-il pour éclairer le couple ? Cherche-t-il à conserver toute la conduite de l'opération ? Veut-il rendre le couple vraiment responsable dans son choix ? L'attitude de sagesse est celle qui est attentive au réel et à ses implications. Elle invite donc à la distanciation à l'égard de soi-même et des rôles sociaux pour élargir le regard à l'ensemble des dimensions de la situation.

Cette attitude ouvre à la possibilité du dialogue avec les scientifiques. Un tel dialogue est nécessaire, particulièrement à une époque où les décisions individuelles sont liées à l'immense développement des sciences, et où ce même développement définit en quelque sorte l'avenir de l'humanité. La morale avec ses certitudes semble aujourd'hui incapable d'interventions intéressantes, c'est-à-dire dynamiques et critiques sur toutes ces nouvelles problématiques. Il ne faut pas perdre de vue que l'agir devient aujourd'hui déterminé par tout le contexte dans lequel se développe la vie humaine : les situations, les valeurs collectives et personnelles, les méthodes et les possibilités biomédicales, les priorités des institutions dans le domaine de la santé, etc. Les sciences et les techniques médicales ont ouvert des champs nouveaux à la vie humaine : la vie a changé. Les manières d'aborder les questions et de poser les jugements sont, par le fait même, transformées. Dans un tel contexte, une attitude de sagesse n'est-elle pas exigée si l'homme veut continuer à vivre en relation créatrice avec lui-même et le monde ? Une attitude « systémique », selon l'expression utilisée par Joël de Rosnay dans *le Macroscope*, n'est-elle pas nécessaire pour que l'homme trouve un bon équilibre dans ce nouveau monde ? Une telle perspective n'a rien pour surprendre : elle renoue avec le sursaut original des morales des époques anciennes qui sont nées du vécu et des questions que ce dernier posait. Renouer avec la sagesse, c'est renouer avec l'expérience morale fondamentale.

Conclusion

Cette réflexion a voulu faire voir comment la biomédecine oblige la morale à redevenir elle-même. Même si la morale retrouvait son souffle de vie, il n'en demeure pas moins que, dans une société pluraliste où l'accord anthropologique s'est effrité, « la » morale n'existe plus. Seules des morales existent et continueront d'exister. Alors, quel est le sens de cette réflexion sur un renouvellement du questionnement moral ? En ancrant le questionnement et la recherche dans la réalité du vécu, un dialogue vivant peut s'établir entre les morales elles-mêmes, entre les types de questionnement moral et la science, et surtout entre les hommes eux-mêmes sur les valeurs qui les animent. L'humanité d'aujourd'hui y trouvera sûrement un grand profit.

Bibliographie

BIROU, A., « Dimensions politiques du pouvoir de l'homme sur la vie », in *le Pouvoir de l'homme sur la vie, Recherches et Débats*, 85/86, Paris, DDB, 1976.

CASSIRER, E., *Essai sur l'homme*, Paris, Minuit, 1975.

ERICKSON, M. J., *Relativism in Contemporary Christian Ethics*, Grand Rapids Michigan, Baker Book House, 1974.

GURVITCH, G., *Morale théorique et science des mœurs*, Paris, P.U.F.

KANT, E., *Fondement de la métaphysique des mœurs*, trad. de V. Delbos, Paris, Delagrave, 1964.

La loi française sur le prélèvement d'organes

PIERRE RÉMY

Le 22 décembre 1976, a été promulgée en France une loi relative au prélèvement d'organes. Elle a été suivie, respectivement le 31 mars et le 3 avril 1978, d'un décret et d'une circulaire en réglant les modalités concrètes d'application.

Après avoir étudié les dispositions législatives ainsi prises et décrit le contexte qui en rend compte, je fournirai quelques éléments d'évaluation éthique.

Les textes législatifs

La Loi comporte essentiellement deux articles, dont voici la teneur littérale :

« *Article 1.* — En vue d'une greffe ayant un but thérapeutique sur un être humain, un prélèvement peut être effectué sur une personne vivante majeure et jouissant de son intégrité mentale, y ayant librement et expressément consenti.

« Si le donneur potentiel est un mineur, le prélèvement ne peut être effectué que s'il s'agit d'un frère ou d'une soeur du receveur. Dans ce cas, le prélèvement ne pourra être pratiqué qu'avec le consentement de son représentant légal et après autorisation donnée par un comité composé de trois experts au moins et comprenant deux médecins dont l'un doit justifier de vingt années d'exercice de la profession médicale. Ce comité se prononce après avoir examiné toutes les conséquences prévisibles du prélèvement tant sur le plan physique que sur le plan psychologique. Si l'avis du mineur peut être recueilli, son refus d'accepter le prélèvement sera toujours respecté.

« *Article 2.* — Des prélèvements peuvent être effectués à des fins thérapeutiques ou scientifiques sur le cadavre d'une personne n'ayant pas fait connaître de son vivant son refus d'un tel prélèvement.

« Toutefois, s'il s'agit du cadavre d'un mineur ou d'un incapable, le prélèvement en vue d'une greffe ne peut être effectué qu'après autorisation de son représentant légal.[1] »

À la simple lecture de texte, quelques constatations déjà émergent, notamment :

- l'ampleur des cas envisagés. Il s'agit du prélèvement d'organes sur les vivants (en distinguant le donneur majeur jouissant de son intégrité mentale et le donneur mineur, restreint au frère et à la sœur du receveur) et sur les défunts. Deux finalités sont envisagées : seulement thérapeutique ou scientifique (donneur défunt).

- le renversement opéré à propos des défunts. Il suffit qu'il n'y ait pas eu refus de la personne, de son vivant, pour que le prélèvement soit possible. On fait jouer l'adage : « Qui ne dit mot consent. » Ce n'est que dans le cas du mineur ou de l'incapable que l'autorisation de la famille, ou plus exactement celle du représentant légal est requise.

Quelles sont les précisions, voire les corrections qu'ont apportées le décret et la circulaire ? Pour plus de clarté, j'envisagerai d'abord le cas du donneur vivant, puis du donneur défunt.

Quand le donneur est majeur et jouit de toute son intégrité mentale, il doit être dûment informé des conséquences physiques et psychologiques du prélèvement sur lui-même, ainsi que des résultats escomptés sur la personne du receveur. Son consentement écrit est enregistré devant magistrat, quand il s'agit d'un organe non régénérable. Enfin, il peut être retiré à tout moment, sans formalité.

Quand le donneur potentiel est mineur, frère ou sœur du receveur éventuel, une double autorisation est requise : celle de son représentant légal — celle d'un comité dont la composition et l'importance varient selon que l'organe à prélever est ou non régénérable. Une série de dispositions sont prises pour que ce comité exerce sa fonction avec le maximum d'équité : les médecins tant du donneur que du receveur ne peuvent en faire partie; quand le donneur potentiel peut s'exprimer, le comité prend contact avec lui, prend soin de ménager sa sensibilité, l'informe ou le fait informer des conséquences éventuelles du prélèvement, et le refus du mineur, comme le signalait déjà la Loi, sera toujours respecté.

Cet ensemble de dispositions relatives au donneur vivant se trouve dans le seul décret. La circulaire, quant à elle, ne statue que sur le cas du donneur défunt. C'est bien ce dernier qui fait difficulté, puisque le décret lui consacre la majorité de ses articles (16 sur 24), et la circulaire la totalité de son texte.

Plusieurs points sont à examiner dont le plus important est : le mode d'expression du refus de tout prélèvement après décès.

Un tel refus (ou autorisation) doit être consigné sur un registre déposé à cet effet au bureau d'admission de l'établissement hospitalier agréé. Non seulement tout malade peut y avoir accès pour lui-même, mais encore toute personne qui a connaissance du refus de cette pratique chez tel ou tel malade est invitée à le consigner sur le dit registre, qu'elle soit elle-même membre du personnel hospitalier, voisin de lit, parent, voire voisin d'habitat. Les documents manifestant ce refus peuvent eux-mêmes être extrêmement variés : écrit, carte de donneur, enregistrement magnétique, etc. Il faut y ajouter toute indication permettant de penser que les convictions philosophiques ou religieuses s'opposent à ce prélèvement.

C'est par ce biais que la circulaire réintroduit la famille du défunt, à savoir l'information auprès des familles :

> La loi veut qu'il soit tenu compte des seules volontés exprimées par la personne elle-même avant son décès, et non pas de celles de sa famille. La famille reste cependant le plus souvent le dépositaire privilégié des volontés exprimées par le défunt, soit que ce dernier en ait fait part verbalement à l'un ou plusieurs de ses parents, soit que ceux-ci détiennent des documents ou autres éléments de preuve du refus ou de l'acceptation du prélèvement. En outre, même si elle n'en est pas le dépositaire direct, la famille est souvent la mieux placée pour connaître ou découvrir ces justifications et les porter à la connaissance de l'établissement ou du médecin. (*Journal officiel*, 1978)

Famille et proches doivent être, le plus rapidement possible, tenus informés : de l'hospitalisation, surtout en cas d'urgence, et de l'aggravation de l'état du malade ou de son décès. Il faut éviter que la famille soit mise devant un fait accompli, en lui donnant précisément la possibilité d'apporter les preuves qu'elle peut détenir de l'expression de la volonté du défunt. Ce qui met obstacle à tout prélèvement précipité. On a vu par ailleurs que, dans le cas du mineur ou de l'incapable, l'autorisation expresse du représentant légal est requise.

Décret et circulaire dressent également le tableau des conditions à remplir par un établissement hospitalier pour être habilité à faire ce type de prélèvement après décès; ils décrivent les modalités et la procédure de constatation de la mort; enfin, ils dressent la liste des cas d'impossibilité de prélèvement : homicide ou suicide confirmés ou seulement douteux qui peuvent requérir une expertise médico-légale, morts par accident de travail ou maladie professionnelle qui peuvent nécessiter une expertise demandée par la Sécurité sociale.

Un tel ensemble législatif demande, pour être compris, d'être situé dans le contexte qui l'a produit.

Le contexte

À lire les rapports présentés tant au Sénat qu'à l'Assemblée nationale[2], il ne fait pas de doute que le premier objectif visé par la Loi a été de faciliter, sur le plan médical, les greffes de rein et de pallier, sur le plan juridique, l'insuffisance de la législation sur ce point.

La Loi a été au confluent :

• d'une urgence thérapeutique; en 1976, on comptait entre 5 000 et 6 000 rénaux traités par hémodialyse (rein artificiel). Faute de greffons, entre 300 et 350 greffes étaient pratiquées alors que 1 000 auraient été souhaitables; 4 pour cent se faisaient à partir d'un donneur vivant. Pourquoi ne pas recourir à certains défunts, notamment aux accidentés de la route en situation de réanimation et en état de coma dépassé ?

• d'une déficience de la législation. Le prélèvement sur cadavre souffrait d'une législation incertaine, voire contradictoire[3]. Quant au prélèvement sur vivant, on se trouvait devant une sorte de « vide juridique »[4]. D'où l'idée d'étendre la proposition initiale de H. Caillavet, déposée au Sénat, des défunts aux vivants.

Par ailleurs, force est bien de constater le climat de précipitation dans lequel la Loi a été présentée, débattue et votée[5]. Ainsi que le silence dont elle a été entourée dans la presse et les mass media. Hâte et silence d'autant plus surprenants que tous les Français étaient virtuellement concernés, soit à titre de donneurs éventuels, soit à celui de receveurs potentiels.

Un tel contexte rend compte et de la valeur et des insuffisances manifestes de cette Loi.

Réflexions

En conformité avec les textes législatifs, je distinguerai le prélèvement chez le vivant et le prélèvement après décès.

Dans le premier cas, la Loi illustre bien ce principe : l'évaluation morale d'un acte requiert qu'on le resitue dans tout son contexte. Le prélèvement d'organes pourrait apparaître mutilation de soi indirecte (par l'intermédiaire du chirurgien). Quand il est mis en relation avec la greffe qui s'ensuit et qui permet de guérir une vie menacée, il devient, librement consenti, don d'une partie de soi en vue du bien d'autrui. C'est parce qu'elle rend juridiquement possible, par la clause de l'acquiescement dûment informé, libre, sans contrepartie financière, un tel sacrifice que la Loi revêt une profonde valeur éthique. Ce faisant, elle légifère pour le donneur majeur, capable de ce type de consentement.

Il semble sage qu'elle ait systématiquement écarté toute possibilité de prélèvement chez l'incapable majeur. Celui-ci, le ministre de la Santé, Mme Veil, en faisait la remarque, a davantage besoin de protection que l'incapable mineur.

Certains juristes ont regretté que rien de spécial n'ait été écrit concernant le mineur émancipé de 16 ans, et que ce dernier soit purement et simplement assimilé à un adulte. N'aurait-il pas besoin, lui aussi, d'une protection particulière ? On peut, en fait, légitimement supposer que la conscience professionnelle du corps médical saura éviter tout abus sur ce point. Comme on peut espérer qu'elle édictera d'elle-même des limites au don du donneur. Le texte législatif n'en trace aucune. Ce qui ne signifie pas que n'importe quel prélèvement soit possible, dès lors que le sujet y consentirait en toute liberté[6].

Dans le cas difficile du prélèvement chez un mineur, il semble également que la législation ait été sage en excluant tout autre mineur que le frère ou la sœur et en précisant que son refus serait toujours respecté. Ce dernier sera d'ailleurs source d'une profonde culpabilité, consciente ou inconsciente, chez l'enfant. C'est une raison de plus pour ne lui parler de prélèvement qu'en cas d'extrême urgence. Là encore, il n'est ni possible ni souhaitable de faire l'économie de la conscience morale des experts prévus par la Loi.

En bref, le premier article de cette dernière ne suscite selon moi aucune objection majeure. En est-il de même du second ?

Je soulignerai en premier lieu la situation nouvelle dont il témoigne quant à la définition de la mort humaine, au sens donné au cadavre et au pouvoir sur lui.

En effet, la pratique de la réanimation et l'expérience du « coma dépassé » a permis de distinguer très nettement la vie relationnelle de la vie purement végétative et de définir la mort humaine par la perte définitive de la première, quand bien même la seconde se poursuivrait. Cette définition plus précise de la mort de l'être humain s'accompagne d'un sens nouveau du corps mort. Comme l'écrit J. Rostand : « Tout comme le « corps vivant », le cadavre est aujourd'hui valorisé du seul fait du progrès des sciences biologiques. » (Rostand, 1969, 9) Il était jadis destiné à se décomposer en libérant ses éléments physico-chimiques, et ceux-ci se trouvaient réintroduits dans le cycle général de la vie cosmique d'une façon lente (inhumation) ou brutale (incinération). Actuellement, certains de ses organes peuvent être réintroduits dans le cycle de la vie humaine. Ce que la nature faisait globalement et à son profit, voici que l'homme peut maintenant le faire sur des organes particuliers et à son propre bénéfice.

Mais l'exercice de ce nouveau pouvoir n'est concrètement possible que si le sentiment spontané qu'il suscite de profanation et d'irrespect infligés au défunt est effectivement dépassé.

Ce qui nécessite qu'on s'interroge sur l'origine et les raisons d'un tel sentiment.

Le cadavre est le symbole présent d'une absence. Il continue à signaler une présence devenue maintenant radicalement absente. C'est, semble-t-il, ce mystère de présence et d'absence qui rend compte du fait que les sociétés traditionnelles le mettent spontanément en relation avec le monde des esprits et, du coup, le tiennent pour sacré. Ne retrouve-t-on pas quelque chose de semblable dans bien des réactions actuelles vis-à-vis du cadavre ? Celles-ci ne sont pas sans analogies avec celles que suscite le sacré. Attachant et menaçant, fascinant et terrifiant, le corps mort ouvre à une présence devenue immobile, muette et comme figée sur un au-delà inconnaissable.

Dès lors, l'atteinte portée au cadavre par le prélèvement devient atteinte portée à la relation, chargée de sacrée, que les proches entiennent encore avec lui.

Ce sacré peut être dépassé de différentes façons, en raison de la diversité des croyances. Soit qu'on croie que le défunt est encore vivant mais ailleurs : ainsi de l'hindou qui croit à la réincarnation, du chrétien qui croit à la résurrection; soit qu'on l'estime définitivement tombé dans le néant. Ce sacré peut être éliminé, quand, par exemple, le regard et la pratique ont amené à voir d'abord dans le corps une série de fonctions physiologiques que la mort vient arrêter, comme il en va du médecin. Plus généralement, une mentalité scientifique tend à recouvrir la réaction « sacrée » d'un voile de rationalité et d'humanisme : le caractère menaçant du cadavre n'ayant jamais été vérifié, celui-ci n'apparaît que comme un corps mort qui se décompose, et il est juste d'en utiliser certains organes au profit des vivants.

En somme, l'éthique à l'égard du cadavre varie selon la cosmologie, l'anthropologie et la foi que l'on a. Dans un monde préscientifique, mentalité mystique, panthéisme, christianisme vont pouvoir donner naissance à des attitudes différentes. Dans un monde marqué par la pensée scientifique et technique, la fonction instrumentale du corps mort non seulement apparaîtra, mais pourra devenir à ce point envahissante que toute l'éthique risque d'être pensée à partir d'elle, au détriment de la fonction symbolique signalée plus haut.

Il me semble, au contraire, que l'attitude juste consiste à articuler entre elles ces deux fonctions. Le cadavre n'est pas qu'un réservoir d'organes utiles dans lequel on peut puiser en raison des besoins des vivants. Il est aussi symbole présent d'une absence, symbole d'un être qui a pu être profondément aimé et qui vient de disparaître — monument provisoire, mausolée éphémère. Penser éthiquement un prélèvement d'organes requiert qu'on ne fasse pas fi de ces éléments d'ordre relationnel qui existent dans l'entourage proche. C'est dire que ce dernier doit être consulté.

Pour ramasser ces conclusions en une formule, je dirai que fonction instrumentale et fonction symbolique du cadavre doivent s'articuler entre elles, se réguler l'une par l'autre. Elles ne peuvent le faire qu'en référence à une structure de don, jouant le rôle de moyen terme.

Sur ce point, la Loi française est loin d'être satisfaisante. Le prélèvement y apparaît moins don que prise. Il est difficile d'éliminer le sentiment que la société et le corps médical, en faisant jouer l'adage

« Qui ne dit mot consent », font acte de violence : violence vis-à-vis de celui qui n'a pas exprimé son refus, violence vis-à-vis de la famille plus ou moins mise hors-jeu. L'anthropologie sous-jacente, en n'envisageant, une fois atteinte sa majorité, que l'homme seul, traité en individu face à la société, en écartant systématiquement le conjoint, les ascendants ou les descendants, développe une conception instrumentale inquiétante dans la mesure où la fonction symbolique décrite plus haut est systématiquement occultée.

Il est juste de souligner que la circulaire qui a suivi la Loi a effectivement tenté de réintroduire les familles, par le seul biais qui lui restait accessible : l'information sur les intentions du défunt. De son côté, P. Verspieren, directeur du centre Laennec, de Paris, a insisté sur la différence qui existe entre deux démarches possibles : l'une, trop lourde, qui consiste à demander aux familles l'autorisation du prélèvement, l'autre, beaucoup plus aisée, qui revient à les informer du prélèvement projeté, en leur demandant si elles n'y mettent pas obstacle (Verspieren, 1977). En tout état de cause, un important effort d'information est à fournir auprès de l'opinion publique. Et les enquêtes récentes tendent à montrer que correctement renseignées les familles comprennent aisément la valeur du prélèvement après décès. C'était d'ailleurs une des orientations que donnait Pie XII à propos des prélèvements pour greffe de cornée : « Il faut éduquer le public et lui expliquer, avec intelligence et respect, que consentir expressément ou tacitement à des atteintes sérieuses à l'intégrité du cadavre dans l'intérêt de ceux qui souffrent n'offense pas la piété due au défunt, lorsqu'on a pour cela des raisons valables. Le consentement peut, malgré tout, comporter pour les proches parents une souffrance et un sacrifice. Mais ce sacrifice s'auréole d'une charité miséricordieuse envers les frères souffrants. » (Pie XII, 1956)

Un dernier point de la Loi fait difficulté : le prélèvement à des fins scientifiques. On en comprend le but, qui est la vérification de la cause du décès avec les conséquences ultérieures très bénéfiques qui peuvent en résulter. Mais on ne peut pas ne pas évoquer les possibilités de matériel expérimental ainsi libérées par la Loi. Là encore, une éthique basée sur la solidarité et le don ne saurait s'allier avec une politique du silence. Le prélèvement à des fins expérimentales peut être légitime[6]. Encore faut-il qu'il soit accepté de plein gré et pour cela connu. Et je suis personnellement frappé par ces quelques lignes de P. Emmanuel : « Il n'est pas douteux que le pouvoir médical, demain, sera l'une des formes les plus efficaces de l'autorité progressivement totalitaire que la société moderne par degrés est en train d'établir sur ses sujets. » (Emmanuel, 1978)

Le danger n'est pas chimérique qu'au nom des découvertes médicales et des besoins de santé physique et mentale, de population et d'eugénisme, un réseau de plus en plus serré de consignes, de prescriptions, d'interdictions, de dossiers administratifs, s'étende sur la société. J. Bernard, entre autres, a su alerter sur les « tentations » de la médecine et insisté sur ses liens possibles avec la politique (Bernard, 1973, 1976). Quant au point précis de l'expérimentation, il me semble que la considération de la fonction symbolique du corps (et de l'embryon) devrait permettre la régulation de sa fonction instrumentale.

Notes

[1] Les trois autres articles de la Loi précisent : — que de tels prélèvements ne peuvent donner lieu à aucune contrepartie pécuniaire (art. 3) — qu'un décret déterminera les modalités concrètes des deux types de prélèvement (art. 4) — que la Loi n'abroge pas la législation antérieure concernant la greffe de la cornée et l'utilisation thérapeutique du sang humain (art. 5).

[2] Sénat n° 436, Session extraordinaire 1975-1976 (proposition H. Caillavet), Sénat n° 58 et 63 (1re session ordinaire de 1976-1977 et Assemblée nationale n° 2654 (1re session ordinaire de 1976-1977).

[3] Ainsi le décret du 17 avril 1943 affirme que l'autopsie ne peut être pratiquée dans un but scientifique s'il y a opposition dans les établissements habilités et, pour des raisons d'ordre scientifique ou thérapeutique, autopsie et prélèvement peuvent être pratiqués « même en l'absence d'autorisation de la famille ». — Et la Loi du 7 juillet 1949 autorise le prélèvement oculaire en vue de greffe de cornée chez des sujets qui ont librement fait le don de leurs yeux. — Dans la pratique, les médecins, avant tout prélèvement après décès, demandaient l'autorisation de la famille : deux fois sur trois ils l'obtenaient.

[4] En principe, le donneur vivant, revenant sur sa décision, pouvait se retourner contre le chirurgien et l'accuser de coups, blessures et mutilations. En pratique, on faisait jouer la jurisprudence.

[5] Enregistrée au Sénat le 18 septembre 1976, la Loi a été définitivement votée le 14 décembre 1976, en fin de session parlementaire, c'est-à-dire une période éminemment propice à un vote rapide. Quant au silence de la presse, on peut évoquer le cas du journal *le Monde* qui n'a fait mention de la Loi que dans trois entrefilets, les 9 octobre, 10 décembre et 16 décembre 1976.

[6] Dans son rapport au Sénat (Sénat, nº 58, 1re session ordinaire de 1976-1977) J. Auburtin rappelle la jurisprudence mise en place à propos du prélèvement chez un vivant en vue d'une greffe : — existence d'un péril imminent — dangers minimes pour le donneur en comparaison de l'amélioration de santé du receveur — la greffe comme seul moyen pour écarter ce péril imminent — libre consentement du donneur dûment informé (p. 5-6 du rapport). Le même sénateur souligne que le texte de la Loi exclut tout prélèvement à des fins scientifiques et expérimentales (p. 6).

[7] Encore que certaines expérimentations, théoriquement rendues possibles par la Loi, soulèvent de graves problèmes. Tel le prélèvement d'ovaires et d'ovules, après décès, pour des travaux de « fécondation in vitro ».

Bibliographie

BERNARD, J., *Grandeur et tentations de la médecine*, Paris, Buchet-Chastel, 1973; et *l'Homme changé par l'homme*, Paris, Buchet-Chastel, 1976.

EMMANUEL, P., *le Figaro*, 17 avril 1978.

Journal officiel, 5 avril 1978, 1532, B., « L'information des familles ».

PIE XII, « Allocution du 13 mai 1956 », in *Documentation catholique*, 24 juin 1956, nº 1228.

ROSTAND, J., « Préface », in DIERKENS, R., *les Droits sur le corps et le cadavre de l'homme*, Paris, Masson, 1969.

VERSPIEREN, P., « Les prélèvements d'organes », in *Études*, février 1977, p. 181-197.

Qualité de la vie
Perspective légale et éthique

EDWARD W. KEYSERLINGK

On ne peut engager de discussion légale ou éthique sur la « qualité de la vie », sans reconnaître au départ que cette expression est non seulement perçue comme étant vague, mais également comme diamétralement opposée à une deuxième expression, le « caractère sacré de la vie ». Cette opposition est en grande partie attribuable au caractère même de l'expression qui a une connotation trop imprécise et trop subjective pour être vraiment utile lors de prises de décisions biomédicales. Par contre, le principe du « caractère sacré de la vie » nous propose des normes fiables, objectives et absolues, destinées à protéger la vie humaine, de la naissance à la mort, peu importe que cette même vie soit anormale, misérable, débile ou encore sur le point de s'éteindre. Alors que le concept de « caractère sacré de la vie » incarne tout ce qu'il y a de traditionnel et de noble dans notre société vis-à-vis du respect de la vie humaine, le concept de la « qualité de la vie » semble menacer et même questionner ce respect de la vie.

Nous soutiendrons dans cet article que, lorsque ces deux normes s'appliquent au contexte biomédical, elles peuvent en fait être non seulement compatibles, mais elles *peuvent* également se protéger réciproquement, et ce, tant du point de vue éthique que légal. Il ne faudrait cependant pas croire que *toutes* les significations et les applications de ces deux expressions sont compatibles et peuvent s'aider mutuellement. Il est évident que certaines ne le sont pas. Quelle *est* alors la signification et l'application la plus valable pour chaque concept, et de quelles façons les *utilise-t-on* et s'y *réfère-t-on* du point de vue éthique et légal ?

Puisque, dans une large mesure, le droit est en quelque sorte de la « moralité appliquée », je tenterai en premier lieu de traiter cette question dans une perspective *éthique* et, par la suite, de déterminer si dans la *Loi* ces deux termes ont le même sens, le même rôle et les mêmes rapports entre eux (Keyserlingk, 1979).

Aucune de ces deux expressions n'a de signification évidente en soi. Il faut faire un choix. Certains adoptent la philosophie du « vitalisme » comme étant la meilleure et la seule signification à donner au « caractère sacré de la vie ». Quant à la « qualité de la vie », on la conçoit comme l'intégration de certaines valeurs : valeurs par rapport à d'autres, valeurs du point de vue social et de certains concepts, tels que la signification et l'utilité de cette vie.

Revenons donc au « vitalisme », signification que l'on attribue au « caractère sacré de la vie ». En d'autres mots, il faut préserver la vie par tous les moyens possibles et aussi longtemps que possible, peu importe que cette vie soit celle d'un enfant souffrant de graves malformations congénitales, que le cerveau de la personne maintenue en vie au moyen d'appareils soit mort, que la personne refuse toute la technologie médicale avancée destinée à prolonger sa vie.

Si telle *est* la signification des deux termes, ils sont alors sûrement incompatibles, opposés, et ils ont chacun une signification propre.

Cependant, si on fait une étude plus poussée, d'une part aux sources de la Bible et de la théologie, et d'autre part des plus récentes analyses philosophiques sur le « caractère sacré de la vie », on constate qu'il existe une meilleure définition pour chacune de ces deux expressions. D'une part, la Bible et la théologie soulignent clairement que l'on doit respecter la vie humaine, sans jamais y attenter ni encore la modifier, car Dieu seul en est le maître et non pas l'homme. Mais d'autre part, ces mêmes traditions, de même que de plus récentes études théologiques maintiennent (soutiennent) que Dieu a délégué son pouvoir à l'homme et qu'Il partage avec lui une part de ce contrôle sur la vie, jusque dans la prise de décisions sur des questions de vie et de mort. Le fait que cette responsabilité divine lui ait été léguée ne signifie pas que l'homme « se prenne pour Dieu », mais plutôt qu'il « soit humain ». Il serait lâche et irresponsable de s'en tenir uniquement au sens « vitaliste » du principe qui, comme tout principe, est beaucoup trop vague et incertain pour porter en lui la solution de problèmes éthiques complexes.

Il est intéressant de constater que plusieurs analyses philosophiques récentes (si on oublie, il va de soi, le facteur création et autorité divine) soulignent à peu près les mêmes aspects au sujet du « caractère sacré de la vie ». En résumé, on peut dire que, selon ce point de vue, la vie humaine est digne de respect, d'admiration et de protection, mais on ne peut quand même pas s'attendre que ces mêmes principes nous fournissent des réponses standardisées sur *la façon* de respecter la vie, en toutes circonstances. Le poids de toutes les décisions éthiques ne peut reposer uniquement sur ce principe.

La contribution particulière de la philosophie à la clarification de ce principe est, en fait, de nous rappeler que les principes ont comme rôle la vérification des lois morales. L'évaluation de ce que doit être une vie humaine se fait à deux niveaux : au niveau des *faits* (ce qui existe) et au niveau des *règles* (ce qui devrait être fait ou ne pas l'être). Quelquefois, et de plus en plus de nos jours, à la lumière de faits nouveaux, par exemple notre façon de voir les choses ou encore des développements scientifiques, nous sommes appelés à réviser un jugement. Mais comment vérifier ou évaluer une ancienne règle ou même une nouvelle ? À l'intérieur de quels paramètres et de quelles limites pouvons-nous le faire ? Le rôle du principe du « caractère sacré de la vie » est précisément de répondre à ces questions. Son rôle *n'est pas* non plus de nous inciter à rejeter nos anciennes règles sans tenter d'en élaborer d'autres, à la lumière de faits nouveaux.

Des questions comme « Devrait-on permettre l'avortement dans certaines circonstances ? » ou « Devrait-on discontinuer un traitement destiné à prolonger la vie ? » commandent en fait un autre type de questions.

Selon le principe du « caractère sacré de la vie », on dirait : « La nouvelle règle respecte-t-elle et protège-t-elle cette vie humaine et, indirectement, toute vie humaine ou au contraire la menace-t-elle ? »

Ainsi donc, le principe du « caractère sacré de la vie » nous amène inévitablement à envisager certaines questions. Comment *définir* la vie humaine ? Quels en sont les signes normatifs ? Quelles qualités doit-elle posséder pour commander notre protection ? On peut s'accorder de manière absolue sur le « caractère sacré de la vie humaine », mais peut-on être aussi affirmatif sur *ce qui fait* qu'une vie est humaine. Question difficile et d'autant plus urgente que l'on ne peut ignorer les *faits nouveaux* mis en lumière tant par les *nouvelles données* que par les *nouvelles connaissances* sur le commencement de la vie, sur sa continuation et sur sa fin. En biomédecine, comme dans tout autre domaine, la connaissance et la technologie ne sont pas des valeurs neutres. Selon notre conception de la vie humaine et des bénéfices que ces développements peuvent apporter, ces valeurs peuvent être soit bénéfiques soit nuisibles.

Une technologie de plus en plus sophistiquée nous permet maintenant soit de cesser le processus de la vie, soit de prolonger le processus de la mort à tous les niveaux biologiques de la vie. On ne peut donc plus, comme par le passé, se soustraire à des choix de « qualité de la vie » qu'entraîne cette nouvelle technologie. De plus en plus maintenant, le fait de ne pas choisir est un choix. En ne faisant pas de choix sur la base d'une argumentation morale et raisonnée, on court le risque que des décisions soient prises au détriment *d'un patient*, et par conséquent de tous les patients. Si les normes que nous utilisons, lors de prises de décisions, ne sont pas solidement ancrées dans ces analyses et dans des choix éthiques qui définissent la vie humaine, c'est alors que ces mêmes normes se concentreront à nouveau sur les critères de « qualité de la vie » que nous mentionnions plus tôt, c'est-à-dire l'inutilité d'une vie, ou le fardeau de cette vie sur les autres, ou encore la valeur sociale de cette vie. À ce moment, le principe du « caractère sacré de la vie » joue le rôle qui lui revient lors de décisions de vie et de mort. Ce principe nous incite fortement, dans le cas de patients légalement incompétents, à écarter toutes considérations, telles la valeur sociale d'une vie ou encore son utilité pour les autres, et à considérer comme norme le bien-être du patient et non le bien-être de ses proches. À son tour, cette norme devient discutable lors de décisions pour la continuation ou la cessation des traitements médicaux intenses dispensés au malade incompétent ou encore au malade en phase terminale. Le concept de la « qualité de la vie » est basé sur deux critères : l'aptitude du patient ou du nouveau-né à communiquer avec les autres, et l'intensité de ses douleurs et de ses souffrances sans pouvoir de contrôle. Il faudrait cependant ajouter que, dans le cas du patient compétent, ce dernier conserve bien entendu, *en tout temps*, le droit de refuser un traitement, même si ce refus peut causer sa mort.

Le premier critère suppose donc que le concept de « caractère sacré de la vie » ne signifie pas simplement vie *biologique*, mais vie *personnelle*. Les deux critères supposent qu'il n'est *d'aucun secours pour le patient* de prolonger un traitement s'il n'y a plus de communication, même minime, ou encore si les douleurs continuent d'être intenses. Si, dans un cas spécifique, il y a mort *totale* du cerveau, alors (dans le cadre de cette définition de la vie) nous sommes effectivement en face d'une *mort* humaine personnelle. Le fait de parler de « qualité de la vie » et de critères ne signifie pas nécessairement que certaines vies, comme certains le prétendent, ont plus de valeur que d'autres. En fait, toute *personne* a une valeur égale à celle d'une autre, mais du point de vue biologique toutes les vies n'ont pas la même valeur.

Revenons maintenant à l'aspect juridique. Si, dans une perspective éthique, le principe du « caractère sacré de la vie » ne signifie pas vitalisme, et si, dans une même perspective éthique, nous devons accorder du poids au concept de « qualité de la vie », quelle est donc la position de la jurisprudence sur cette question ?

À première vue, et en *théorie*, la Loi apparaît comme étant essentiellement et entièrement de nature vitaliste, lorsqu'il s'agit de décisions de vie et de mort. Mais en *pratique*, elle accorde, en fait, beaucoup d'importance et d'attention aux critères de « qualité de la vie ». De la même façon l'on *ne reconnaît pas* d'expressions normatives équivalentes.

Cette brève analyse juridique nous permettra d'aborder trois problèmes éthiques : l'euthanasie, le fœtus et la détermination de la mort.

Considérons en premier lieu l'euthanasie. Du point de vue strictement légal (le *Code criminel*, par exemple), la condition physique, l'état de santé ou encore les circonstances entourant le décès (c'est-à-dire l'euthanasie passive ou active), ne sont pas des circonstances atténuantes aux yeux de la Loi. Selon le Code, la vie a une valeur absolue, et ce, sans aucune exception. On *pourrait* être accusé de meurtre au premier degré dans le cas d'euthanasie active, et accusé d'avoir causé la mort par négligence criminelle dans le cas d'euthanasie passive, même si c'est à la demande expresse du défunt que l'on a cessé tout traitement, et ce, pour des motifs purement humanitaires.

Mais, dans la *pratique* légale, c'est une tout autre affaire. En fait, les charges sont plus souvent réduites dans les causes d'euthanasie active relevant du droit commun (le Canada n'a pas encore eu de ces causes) que dans les autres causes. L'accusé est soit tenu « d'aliénation temporaire » puis relâché, soit acquitté immédiatement. En d'autres mots, en pratique, les jurés accordent beaucoup d'importance aux circonstances atténuantes, telles que la « qualité de la vie », même si, en principe, la Loi ne fait pas cette distinction.

Pour ce qui est de l'euthanasie « passive » ou de la cessation de tout traitement destiné uniquement à prolonger la vie, un médecin serait probablement accusé, en théorie, d'avoir causé la mort par négligence criminelle. Il en est ainsi, parce que, dans le Code, la vie humaine est une valeur absolue et sans exception. Les circonstances atténuantes ou le désir exprimé par le défunt ne rendent pas le geste moins criminel, et comme il existe une obligation légale pour le médecin de soigner son patient, l'acte d'*omission* devient alors tout aussi grave que l'*acte* criminel. Mais, dans la pratique, cette éventualité est peu probable. On peut utiliser nombre d'arguments pour se défendre : entre autres que, légalement, dans ce cas, le médecin n'était pas obligé de continuer le traitement. On pourrait faire témoigner des médecins et, dans la plupart des cas, on établirait sans doute, étant donné les circonstances du diagnostic et du prognostic de ce patient, que la cessation d'un traitement actif ou l'administration de médicaments contre la douleur avec pour effet d'accélérer la mort, était une pratique médicale acceptable exercée avec compétence.

Dans le cas de l'euthanasie active ou passive, nous sommes en face d'une reconnaissance indirecte par la Loi de la compatibilité entre le « caractère sacré de la vie » et la « qualité de la vie ». Les deux doivent être pris en considération, lors de la définition de responsabilité, et, dans certains cas, le fait de tuer ou encore de cesser les traitements atténue ou encore enlève toute responsabilité criminelle.

Un deuxième exemple sur la façon dont la Loi étend le critère de la protection de la vie de manière à inclure le critère de « qualité de la vie », est le cas des droits et du statut du fœtus. Dans ce cas, la question n'est pas tellement l'écart entre la théorie et la pratique, mais bien le conflit d'intérêts entre la mère et l'enfant à naître. Comme dans le cas de patients gravement malades ou de mourants, de même en est-il du statut des droits du fœtus. La Loi ne se réfère pas explicitement à la « qualité de la vie » du fœtus comme critère décisif. Mais le concept semble le même, si l'on considère l'importance accordée à « la personne » ou à « l'être humain ».

C'est en vain que l'on consulte la Loi pour y trouver la « définition » des mots « personne » ou « humain », ou encore la distinction spécifique entre les deux. Dans l'ensemble, les mots « humain » et « personne » semblent avoir plus ou moins la même signification, tout au moins dans le *Code criminel*.

« Quant à savoir si le fœtus est légalement une personne avec des droits et des devoirs, les principaux points à examiner seraient sans doute le contexte et les considérations légales. Dans certaines circonstances, la réponse serait affirmative, mais dans d'autres cas elle ne le serait pas. Le fait que l'on trouve une définition de « personne » dans un article ou dans certaines sections de la Loi ne signifie pas nécessairement qu'on a affaire à une définition de « personne » devant la Loi. Dans une large mesure, (...) la réponse ne réside pas dans des analyses métaphysiques ni même médicales, mais bien dans un juste équilibre entre les conflits d'intérêts et les droits et devoirs... » (Taubenfeld, 1973).

Nulle part ailleurs, ce « juste équilibre entre conflits d'intérêts et droits et devoirs » n'est-il aussi évident que lorsqu'il est question de « qualité de la vie » chez le fœtus pour déterminer s'il est une personne avec des droits. Dans le cas du fœtus, on en arrive à un juste équilibre en lui attribuant partiellement le statut de personne dans certains cas, mais en ne lui accordant par ailleurs pas ce statut dans d'autres cas.

La Loi, contrairement à la philosophie, reconnaît comme « personnes » non seulement ceux qui sont capables d'*exercer* des droits et de remplir des devoirs, mais dans plusieurs cas elle accorde des droits (tout au moins sous-entendus) et *attribue* un statut de personne à ceux qui sont dans l'incapacité d'exercer des droits. Prenons par exemple le cas des personnes mentalement retardées. Une façon d'établir qui est une personne selon la Loi et à partir de quel moment, consiste à déterminer *ceux* qui ont des droits et à partir de *quel moment*.

Dans le cas du fœtus, les faits sont peu concluants et, la plupart du temps, contradictoires. La Loi, dans plusieurs pays, incluant le Canada, reconnaît le droit au fœtus de poursuivre en dommages-intérêts pour les lésions causées avant la naissance (Henry, 1975, et Montréal Tramways, 1933). En d'autres mots, le fœtus, durant sa vie fœtale a le droit de recevoir les meilleurs traitements et les meilleurs soins. Le fait de lui attribuer ce droit, lors de l'action en dommages-intérêts, lui confère-t-il le statut de personne ? Le fœtus possède-t-il une qualité de vie suffisante pour qu'on lui attribue (logiquement) un droit préalable à la vie et qu'on protège cette vie par la Loi ? Dans l'affirmative, on pourrait conclure à un droit indiscutable (Kluge, 1977).

Mais en fait, la Loi semble n'accorder le statut de personne au fœtus que dans ce cas bien précis. De plus, elle ne lui accorde ce statut de personne non pas alors qu'il est fœtus, mais après qu'il est né, et *rétroactivement*. Le droit qu'a le fœtus de poursuivre en dommages-intérêts s'il ne reçoit pas des soins médicaux appropriés durant sa vie utérine, apparaît comme un droit rétroactif et qui ne s'applique qu'à ceux qui ont acquis le statut de personne *au moment de la naissance*, et par le fait même le droit à la vie. C'est sans doute ce que le Juge Lamont voulait dire dans la cause *Montréal Tramways* versus *Léveillé*. « ... je suis d'avis que cette fiction de la Loi civile doit être tenue comme règle générale. On présume que l'enfant était né au moment où la mère a subi l'accident. Étant une personne selon la Loi, le fœtus est en fait « l'autre » dont il est question à l'article 1053 et, par conséquent, il a le droit de maintenir l'action en dommages-intérêts par l'intermédiaire de son tuteur. » (Montréal Tramways, 1933)

Dans une cause quelque peu différente à New York, on a fait ressortir la même argumentation. Dans les causes relatives aux affaires de succession, on remarque de façon continue dans tous les systèmes judiciaires du *common law* que, depuis au moins 200 ans, l'enfant dans le ventre de sa mère est considéré comme déjà né et comme héritier légal (*In re* Holthausen).

Le *Code criminel*, à la Section 206(1), reconnaît que le fœtus n'est une personne ou un être humain, dans le véritable sens du terme, « que lorsqu'il était vivant lors de l'accouchement ... »

Mais le signe le plus évident que, légalement, le fœtus n'est pas considéré dans la Loi comme personne entière lors de traumatisme *in utero*, est que, même si le fœtus peut poursuivre en dommages-intérêts, il peut tout aussi bien *avorter* au moment même du traumatisme. On ne peut nier la contradiction logique et morale contenue dans une telle argumentation.

Cependant, une chose est au moins claire. Aux yeux de la Loi, lors de conflit entre la santé ou la vie de la mère (*Code criminel*, section 251) et le droit qu'a le fœtus à la vie et à la « qualité de la vie », les intérêts de la mère sont beaucoup plus forts et mieux protégés que ceux du fœtus. Selon la Loi, ces deux vies sont toutes deux des vies humaines (pour certains choix tout au moins), mais de toute évidence on accorde plus de valeur à une vie qu'à l'autre.

Il existe un troisième problème issu de développements biomédicaux où on remarque que la Loi n'est pas toujours « vitaliste » dans son application. C'est le cas pour les critères de détermination légale de la mort. De plus en plus, dans nombre de Cours, soit dans la province du Manitoba (Canada) et dans nombre d'États américains, on a légiféré des critères de détermination de la mort. Toutes reconnaissent la possibilité que le cerveau d'une personne soit mort, mais que son corps soit maintenu en vie artificiellement (Capron et Kass, 1972).

Récemment, la Commission de réforme du droit du Canada proposait des critères de détermination de la mort devant s'appliquer à toutes les situations relevant de la juridiction fédérale (Commission de réforme, 1979).

Ces critères de définition de la mort reconnaissent, en fait, la différence entre la vie humaine biologique et la vie humaine *personnelle*. Ils reconnaissent implicitement qu'il ne sera d'*aucun secours pour le patient* de le maintenir en vie si sa vie personnelle est réduite au minimum, avec aucune possibilité de communiquer.

Ces critères de détermination de la mort soutiennent, en effet, que ce n'est pas renier le principe du « caractère sacré de la vie » que de conclure que cette vie, qui dans ce cas n'est qu'un état, n'est pas un bien qui doit être maintenu artificiellement par la médecine aussi longtemps que possible. Selon la Loi — tout au moins en ce qui concerne la détermination de la mort — le genre, le niveau ou la « qualité de la vie » humaine, que le principe du « caractère sacré de la vie » favorise, est la vie humaine *personnelle*.

Il est généralement admis que, dans la plupart des législations, excepté dans celles qui se rapportent à la vie, comme dans les trois différents aspects dont nous avons traité plus haut, les considérations sur la « qualité de la vie » sont primordiales et déterminantes dans les jugements et les analyses juridiques. Il est évident, par exemple, que l'on réduirait grandement les pertes de vie et les blessures causées par les accidents de la route si on légiférait pour réduire rigoureusement les limites de vitesse et si on dépensait de plus grands montants d'argent pour l'amélioration des automobiles et des routes. Mais on ne le fait pas, car on choisit d'accorder plus d'importance à d'autres choses, même en sachant que ce faisant il y aura plusieurs pertes de vie.

Mais, pour ce qui est des trois problèmes que nous avons étudiés plus haut, on aurait été porté à croire que les considérations « vitalistes » du « caractère sacré de la vie » auraient prévalu exclusivement dans toutes les considérations à l'égard de la « qualité de la vie ». Mais ce n'est pas le cas. La Loi, dans ces circonstances, n'est peut-être pas toujours consistante ni suffisamment explicite, mais elle entrevoit le « caractère sacré de la vie », tout autant que la « qualité de la vie », comme étant deux concepts nécessaires et même compatibles.

Bibliographie

CARON, A. M., et KASS, L. R., « A Statutory Definition of the Standards for Determining Human Death : an Appraisal and a Proposal », *University of Pennsylvania Law Review*, 1972, 121, p. 87-118.

LA COMMISSION DE RÉFORME DU DROIT DU CANADA, *les Critères de détermination de la mort*; Document n° 23, Ottawa, 1979.

HENRY, Henry vs Richardson — Merrill Inc. (1975), 508 F. 2d 28 (U.S.C.A. 3d Cire).

IN RE, *In re* Holthausen, 26 N.Y.S. 2d, 140 à la page 143, Sup. Ct. 1941.

KEYSERLINGK, E. W., *le Caractère sacré de la vie ou la qualité de la vie*, Commission de réforme du droit du Canada, Ottawa, 1979.

KLUGE, E., « The Right to life of Potential Persons », *Dalhousie Law Journal*, 1977, 837-848.

MONTRÉAL, Montréal Tramways Co. *versus* Léveillé, (1943) 4 D.L.R. 337.

TANBENFELD, H. J., « The Beginnings of Personhood », *Perkins Journal*, 1973, Fall, 19.

Controverses sur le droit, la médecine et les soins de santé

Rapport d'une conférence internationale

MARGARET A. SOMERVILLE

À la fin de février 1979, l'American Society of Law and Medicine, le Northwest Institute of Ethics and Life Sciences, le Children's Orthopedic Hospital et le Medical Center, Seattle, Washington, organisaient à Vancouver une conférence sur « le droit, la médecine et les soins de santé ».

Des spécialistes représentant des disciplines très diverses, participaient à cette conférence. On y retrouvait des professionnels des soins de santé (médecins, chirurgiens, psychiatres, travailleurs sociaux, archivistes médicales, administrateurs d'hôpitaux, fonctionnaires chargés des programmes de soins de santé, infirmières, officiers de santé dans les prisons, etc.), des avocats et des éthiciens (dont des ecclésiastiques).

Parmi les nombreux sujets abordés, on relève : l'instauration de normes de soins médicaux, le contrôle de la qualité des soins de santé, le droit de mourir et l'arrêt des systèmes destinés à prolonger la vie, les droits des enfants, la protection de la vie privée et le droit de mourir, les enfants maltraités et l'*Heroin Treatment Act*, de la Colombie-Britannique.

Incapable de faire ici un compte rendu fidèle et détaillé des débats suscités par ces questions, je me contenterai de décrire quelques-uns des problèmes soulevés lors de la conférence.

Avortement et eugénisme

En recevant le prix du Northwest Institute of Ethics and Life Sciences, le Dr David Suzuki a fait quelques commentaires intéressants, en établissant des corrélations entre les problèmes que posent à beaucoup de personnes les techniques génétiques et ceux qu'il entrevoit dans l'avortement.

Selon lui, les hommes aspirent à la perfection, et la biologie moléculaire s'engage sur cette voie. Parallèlement, reconnaître le droit d'avoir recours à l'amniocentèse ou, du moins, se faire dire qu'on y a droit (ce qui vient d'être entendu et jugé dans deux causes aux États-Unis), signifie que quelqu'un peut revendiquer le droit d'avoir un enfant sain. Admettre cette revendication équivaut à reconnaître le droit d'aspirer à la perfection. L'idée qui sous-tend ce raisonnement affirme qu'il est bon de se faire avorter pour éviter de donner naissance à un enfant malformé. D'ailleurs, les opposants à la légalisation de l'avortement favorisent celui-ci dans des cas semblables.

Selon Suzuki, ce qui importe ici n'est pas tellement la position à l'égard de l'avortement, mais l'attitude vis-à-vis de l'eugénisme, alors considéré comme acceptable. Une remise en question de cette attitude s'impose. Une telle démarche se révélera positive à condition que notre humanité et les valeurs humaines que nous chérissons soient bien définies.

Institution (et contrôle) de normes de soins

Ce thème apparemment sans problème, et qui ne semble pas de nature à provoquer des controverses, a rapidement soulevé des problèmes juridiques, médicaux et éthiques complexes.

Tout d'abord, les conflits entre la qualité et le coût posent un problème d'ordre éthique. Le Dr Derek Gellman a déclaré qu'on devrait pouvoir trouver le juste milieu en prenant pour objectif de « définir un niveau d'excellence raisonnable en ce qui concerne les soins aux patients et les coûts ».

Quant à la question de savoir *qui* devrait fixer les normes nécessaires en la matière, certains participants se sont opposés à ce que ce soit le gouvernement en faisant valoir que l'intensification de la réglementation gouvernementale s'oppose à la qualité des soins de santé. Le Dr W. O. Robertson a préconisé que « la profession médicale assume en tant que *corporation* une responsabilité *sociale* à l'égard de la collectivité » en ce qui concerne l'établissement des normes de soins médicaux. Autrement dit, les normes doivent être fixées par un groupe pour un groupe, c'est-à-dire en tenant compte des besoins de la société plutôt que de ceux de la personne. On présume que la norme continuera à être fixée individuellement au niveau de la relation médecin-patient, mais qu'elle sera limitée par les ressources qui seront affectées en vertu de cette nouvelle conception de l'élargissement du cadre normatif.

Les normes peuvent être appliquées, soit par « l'incitation » (c'est-à-dire en encourageant les conduites souhaitables de la part des médecins), soit par la réglementation, en ayant recours à des mesures coercitives comme celle de refuser le paiement lorsque les services n'ont pas la qualité requise ou celle de prendre des sanctions disciplinaires en cas de non-conformité à la norme. Une mesure répressive peut en entraîner une autre : depuis la mise en place aux États-Unis des *Peer Services Review Organization Committees*, qui doivent être en place dans un hôpital avant que le gouvernement fédéral effectue le paiement d'un service rendu dans cet hôpital, le nombre de sanctions disciplinaires contre des médecins a sextuplé entre 1971 et 1977. La raison de cet état de choses est que le système de révision inclut la collecte des données et l'analyse des statistiques par un ordinateur chargé de détecter toute variation imprévue. Ce système a permis de découvrir des irrégularités de la part de certains médecins, y compris des fraudes à l'égard de la caisse des soins de santé.

Le Dr Robertson a conclu que la médecine a connu trois grandes révolutions : la première, attribuée à Hippocrate, introduit le concept que les normes collectives devraient s'appliquer sur le plan individuel. La deuxième est résumée par un principe qui remonte à l'époque où Vésale a démontré les erreurs de Galien : le dogme doit être mis de côté en médecine. Plus tard, à la fin du dix-neuvième siècle, la découverte de la théorie des maladies microbiennes a fait naître l'idée que la médecine ne saurait être totalement bénéfique si on la considère sous un aspect *strictement* individuel. Cette troisième révolution a introduit l'idée que la société doit également recevoir les bienfaits de la médecine. La quatrième révolution, qui semble être actuellement en cours, a pour objet l'institution de contrôles de la qualité des soins médicaux. La portée de la mise en application de ce concept de contrôle se manifeste dans toute son ampleur, si l'on songe qu'il s'appliquera aussi bien à des décisions relativement simples, comme l'aménagement des locaux, qu'à des décisions concernant le recyclage et l'octroi de nouveaux permis aux professionnels des soins de santé ainsi que la répartition des ressources médicales rares.

Les droits des patients et la confidentialité des dossiers médicaux

Rappelons les objections d'ordre général qui ont été soulevées contre l'énoncé d'un projet de loi sur les droits du patient :

- le projet peut laisser croire que ces droits n'existaient pas auparavant;
- cela pourrait entraîner une augmentation du nombre de litiges;
- il n'est pas souhaitable d'encourager le patient à faire des comparaisons entre les normes de soins écrites et les soins qu'il a reçus;
- un hôpital qui ne s'y conformerait pas pourrait être considéré comme étant de « mauvaise foi ».

Les questions-clé portant sur les droits des patients à la confidentialité des dossiers médicaux ont donc été formulées de la manière suivante : Quel genre de renseignements l'État devrait-il être autorisé à recueillir ? De quelle façon devrait-on emmagasiner ces renseignements ? Qui devrait y avoir accès et de quelle manière ? Ces renseignements peuvent-ils être utilisés contre le patient (pour rejeter une demande d'indemnités par exemple) ? Faut-il faire une distinction entre les renseignements concernant l'état physique et ceux concernant l'état mental d'un patient ?

On a proposé de considérer cette question comme un partage de responsabilité entre l'État, le professionnel et l'individu. Il faut faire un compromis entre l'intérêt de l'État, qui cherche à recueillir des renseignements, et le droit du citoyen à la protection de sa vie privée. La tendance actuelle, aux États-Unis, est d'atteindre un juste équilibre en exigeant que l'État fasse preuve d'un « intérêt supérieur » pour justifier la collecte de n'importe quel type de renseignements. Il s'est révélé qu'on se préoccupe beaucoup moins de la protection du patient à cet égard au Canada.

Quelqu'un a ensuite fait remarquer que les *Sunshine Acts* (aux États-Unis, lois qui donnent au public la liberté d'accès aux dossiers publics), promulguées à la suite de l'affaire du Watergate, ont causé des problèmes de protection de la vie privée en ce qui a trait aux dossiers médicaux. Cet exemple sert à démontrer que des mesures prises dans un domaine étranger à la médecine ou aux droits du patient peuvent avoir des répercussions dans ce domaine. À Washington, par exemple, dans une cause qui vient d'être portée en appel, les dossiers du comité de révision d'un hôpital ont été considérés comme des documents publics qui doivent être accessibles à tous en vertu du *Freedom of Information Act*.

Le droit de mourir

Annas s'est efforcé de concilier les deux causes les plus importantes aux États-Unis sur le droit de mourir et le droit de refuser un traitement ou de le faire suspendre. Il s'agit de la cause *Quinlan* et de la cause *Saikewicz*, que des observateurs ont jugé contradictoires dans la mesure où la première semble affirmer qu'un comité d'éthique doit décider de l'interruption du traitement, et la seconde que la décision relève du tribunal.

Ce rapprochement laisse entendre que les arrêts des tribunaux diffèrent relativement sur la question de savoir qui a pouvoir de décision, étant donné les différences substantielles des faits. C'est pourquoi la cause *Quinlan* (concernant une jeune fille maintenue en vie par un respirateur et ayant des activités cérébrales minimes) a permis l'adoption de ce que Annas appelle *une règle médicale*, tandis que la cause *Saikewicz* (dans laquelle on a laissé mourir un déficient mental de 67 ans atteint de leucémie myélomonocytaire aiguë à la suite d'une ordonnance d'un tribunal d'arrêter le traitement) a fait l'objet d'une *règle de droit*.

Le point capital de la cause *Quinlan* était de savoir si le patient pouvait être sauvé, et s'il existait des probabilités qu'il reprenne connaissance. Il s'agit là d'une question médicale, et la décision devrait être prise par des médecins. La décision du comité d'éthique peut être considérée comme une « deuxième opinion »; mais cette décision n'est pas la plus appropriée, car un comité de ce genre n'a pas autorité pour prendre des décisions médicales. D'après Annas, une telle décision devrait être officiellement confirmée par un médecin. (Ce qui reviendrait à faire attester, par un deuxième médecin, la mort d'un donneur volontaire d'organe.)

Dans la cause *Saikewicz*, par contre, la personne était consciente, et il fallait que le tribunal justifie sa décision de faire cesser le traitement. Que le patient soit déficient mental ne pouvait constituer le fondement de cette justification. Il fallait donc formuler les raisons de la décision, de manière qu'elle ne puisse pas s'appliquer à d'autres personnes. Le tribunal a donc élaboré la règle de droit selon laquelle il est possible de priver un patient du droit au traitement nécessaire à la rémission d'une maladie, en faisant confirmer par un juge, à la suite d'un débat contradictoire, que *c'est ce que le patient aurait décidé s'il avait pu prendre la décision lui-même*.

Ce cas est une application de la doctrine traditionnelle de « jugement par substitution », dans lequel la décision est prise à la place de l'incapable. Je pense qu'il est tentant d'ouvrir un débat sur la différence entre le fait de prendre une décision *au nom* d'un incapable et celui de prendre une décision *au sujet* d'un incapable (en ce sens que le premier cas a toujours été de la compétence d'un tribunal, tandis que le deuxième peut relever d'un autre organisme, et que, par conséquent, il reste à déterminer le type de décision à prendre). Toutefois, une telle distinction relève davantage de la sémantique que des faits.

Les causes *Quinlan* et *Saikewicz* ont suscité de vives controverses entre ceux qui sont d'avis que toutes les décisions de ce type devraient être prises par un tribunal et ceux qui sont d'un avis contraire. Annas a suggéré de ne pas prendre position pour le moment, étant donné qu'il faut du temps pour clarifier la situation. Il a exhorté les avocats qui conseillent les médecins et les hôpitaux à faire preuve de flexibilité et, plutôt que de conseiller systématiquement aux médecins de s'adresser aux tribunaux, à leur recommander de faire appel dans la mesure du possible à une deuxième opinion, de se documenter sur les faits, de porter des jugements sur des faits médicaux et d'agir en conséquence.

Tendances relatives à la responsabilité des soins : la responsabilité des hôpitaux

On a constaté que la tendance, aux États-Unis, à tenir les hôpitaux responsables des manquements au devoir, sur le plan des soins de santé, a pris une telle ampleur que les hôpitaux sont dans l'obligation d'obtenir l'autorisation libre et éclairée du patient. Une loi a même été adoptée à cet effet dans l'État de Washington. Je pense que le développement de cette tendance présente un intérêt pour le Canada, où une importante décision prise en ce sens, dans la cause *Yepremiam* contre *Scarborough General Hospital* (1979) 6 C.C.L.T. 81 (Ont. H.C.), a été portée en appel en Ontario.

L'attitude traditionnelle des hôpitaux consiste à apporter remède à tous les maux excepté à ceux dont ils sont responsables, ce qui est un bon principe en affaires, mais qui ne convient pas à un système de soins de santé. Quelques hôpitaux ont donc pour politique de charger un médecin de mettre immédiatement les patients au courant des fautes ou des accidents médicaux, ce qui permet au patient de participer aux décisions concernant les mesures à prendre pour limiter les dégâts. Des enquêtes ont prouvé qu'on intente moins de procès contre ces hôpitaux, et qu'ils sont plus estimés de la communauté. On a même trouvé une expression pour désigner cette approche, « la gestion des risques ».

Les débats ont également porté sur le principe de l'agrément des établissements, en vertu duquel l'établissement, et non l'individu, devrait détenir un permis, ce qui lui permettrait de répartir les tâches entre ceux qu'il juge les plus aptes à les exécuter. L'argument invoqué à l'appui de ce principe soutient qu'un système de ce genre permet de faire un usage plus rationnel du personnel clinique et assure sa mobilité. Il reste que dans les faits, comme à Chicago par exemple, ces buts n'ont pas été atteints, parce que la rigidité de l'agrément a cédé la place à la rigidité des descriptions de tâches. L'inconvénient d'un tel système est l'absence de contrôle externe sur la pratique individuelle, comme cela se produit lorsque les permis sont accordés individuellement. Ce projet a donc été abandonné.

Une autre politique plus radicale a été suggérée : l'abolition du système d'agrément, à condition que la personne qui dispense des soins de santé renseigne le patient sur ses qualifications et qu'elle en soit assurée, ce qui permettrait de briser les monopoles professionnels. Le seul inconvénient est que l'agrément vise à protéger le public qui n'est pas qualifié pour apprécier la qualité des soins de santé, et que cette protection n'est dès lors plus assurée.

Traitement obligatoire

En guise de conclusion, voici quelques commentaires sur l'*Heroin Treatment Act* de la Colombie-Britannique, qui vient d'être sanctionné par la législature, mais n'a pas encore été promulgué.

En vertu de cette Loi, une personne peut être dirigée vers un tribunal ou un policier pour une période d'évaluation de soixante heures. Si on estime, à la fin de cette période, que la personne doit être traitée pour toxicomanie et qu'elle refuse, le traitement peut lui être prescrit sans son consentement pour une période allant jusqu'à trois ans. À la fin de cette période, il serait théoriquement possible de prescrire un autre traitement sans l'autorisation de l'intéressée, car la Loi ne contient pas de disposition empêchant de prolonger indéfiniment le traitement. Un tel traitement peut comporter jusqu'à six mois de détention pendant une période de trois ans, « la présence dans une clinique de traitement, pendant les dites périodes et au-delà des dites périodes, ne dépassant pas un an en tout..., (et) la supervision et la conduite du traitement ainsi que sa durée sont laissées à la discrétion du directeur ».

La section de la Colombie-Britannique de l'Association du barreau canadien a décidé, contrairement à ses habitudes, de s'opposer à l'application de cette Loi, celle-ci constituant une entrave aux libertés civiles. L'objection ne porte pas tant sur ce que cette Loi préconise (la guérison de la toxicomanie) que sur la manière d'y parvenir. La vie et la mort ne sont pas les seules valeurs qui importent dans notre société. Il nous faut également défendre les idées de liberté et de démocratie. Plusieurs clauses de la Loi risquent de porter atteinte à ces valeurs. Ainsi, la Loi ne reconnaît pas à la personne en cours d'évaluation le droit à une analyse de sang ou d'urine, à un examen par un médecin de son choix, ni même le recours à son avocat pendant la période de détention préventive. On a également laissé entendre que le fait de garder une personne « au secret » pendant cette période avait pour but de lui arracher son « consentement » pour que le traitement soit « volontaire » plutôt qu'« obligatoire », ce qui est source de difficultés pour ceux qui sont chargés de l'application du programme, étant donné que l'absence de consentement nécessite une ordonnance du tribunal.

L'Association des libertés civiles de la Colombie-Britannique a fait opposition à cette Loi, parce qu'elle la juge inconstitutionnelle, en vertu de la division des pouvoirs fédéral-provincial, conformément à l'Acte de l'Amérique du Nord britannique, et que son mandement constitue une punition cruelle et inhabituelle, contraire aux dispositions implicites de la Constitution canadienne.

Les professionnels de la santé et leurs questions éthiques...

dans la recherche clinique
en psychiatrie
dans les soins infirmiers
en génétique

... dans la recherche clinique

PAVEL HAMET

Si je procède à un retour en arrière sur les quelques années de ma carrière académique incluant la pratique privée en endocrinologie, je peux idendifier cinq problèmes éthiques auxquels j'ai eu à faire face et qui sont, pour la plupart, non résolus dans mon esprit. Après les avoir identifiés, je me suis rendu compte que rien, dans ma bibliothèque ni dans mes notes de cours, ne m'a préparé à les résoudre. Comme probablement beaucoup de mes confrères, dans ma recherche de solutions et d'une démarche philosophique nécessaires à l'entreprise de l'analyse, je suis obligé d'utiliser le seul « gros bon sens » et les quelques directives très générales du *Code de déontologie médicale* pour résoudre ces problèmes. Face à cet empirisme, je me rends péniblement compte que l'enseignement éthique manque à mon curriculum. Comme clinicien-chercheur, je suis habitué à traiter les problèmes cliniques selon la méthode objective, à la hauteur de la science contemporaine. Dans cette approche, tout manque de connaissances est vite remédié par l'étude de textes, par des recherches dans les quelque mille références accumulées, ou encore par la consultation auprès de mes confrères. Ma formation m'a parfaitement préparé à ces démarches intellectuelles. Dans cette approche, on doit bannir tout empirisme non fondé sur les principes d'observation objective. Comme clinicien-chercheur, je me crois ainsi le disciple d'Hippocrate et je crois, avec le Maître, que la médecine serait réduite de moitié si nous la limitions à son seul aspect technique. L'exercice de la tolérance, de la compréhension, de l'altruisme, de la discipline personnelle est pour le moins égal à l'application des découvertes biochimiques visant le « bien-être complet » du patient. C'est à cette deuxième fonction du médecin, essentiellement éthique, qu'on nous a préparés de façon rudimentaire. L'analogie s'impose avec la situation qui prévaut dans le traitement du comportement sexuel et qui est due à un manque de préparation encore assez général : la plupart d'entre nous en sont réduits à l'empirisme, lorsqu'ils émettent une opinion personnelle qui ne se fonde ni sur la science médicale ni sur une philosophie structurée dans leurs conseils aux patients.

Ces réflexions expliquent peut-être la raison pour laquelle je n'ai pas résolu mes cinq problèmes éthiques. Il se peut que cette situation reflète l'état actuel de l'art médical : il reste autant d'inconnues à résoudre dans notre compréhension du processus patho-physiologique que dans celui des problèmes éthiques. Les cinq exemples dont je voudrais discuter ici se divisent en deux groupes : l'un concerne trois cas individuels, l'autre deux exemples s'appliquant à plusieurs de mes patients.

Le premier cas est celui d'une patiente chez qui nous avons découvert, opéré et guéri un hyperparathyroïdisme primaire (affection tumorale entraînant un désordre du métabolisme calcique, souvent accompagné d'une labilité affective des sujets atteints). Tel était son cas. Cette labilité émotionnelle fut largement documentée et commentée par mes étudiants dans le dossier de la patiente. La petite tumeur bénigne extirpée et la patiente guérie de ses problèmes, cette dernière me demanda (et persiste encore deux ans plus tard) l'accès à son dossier médical. Ma réaction fut celle de lui montrer toutes les analyses, rapport de pathologie, protocole opératoire et notes personnelles d'évolution. Peine perdue. La patiente tint à lire les notes apportées par mes étudiants, ce dont je lui fis part dans les grandes lignes, sans spécifier les noms de ces futurs médecins. Jusque-là, nous tenions chacun notre bout. Elle me demanda encore le dossier complet, et je refusai, soutenant qu'elle savait tout ce qui était pertinent à sa maladie. Elle ne voulut ni changer de médecin, ni utiliser la Loi pour m'obliger à céder devant ses récriminations, puisqu'elle était satisfaite alors des soins obtenus. La tendance récente à faire une obligation de montrer le dossier médical complet à nos patients m'inquiète. Remplirons-nous les dossiers en vue de satisfaire la curiosité de nos patients, ou continuerons-nous à les utiliser comme un moyen efficace de communication et de formation médicale ?

Le deuxième cas est celui d'une patiente dont le mari insista brutalement (auprès de la patiente) pour être présent lors de l'examen physique complet de cette dernière. À la demande de la patiente, j'ai accepté, tout en gardant à l'esprit la possibilité de la présence du père en salle d'accouchement. Je l'ai regretté par la suite : mon examen fut plus court, moins détaillé, sous les yeux scrutateurs du mari. Pour le moment du moins, je n'accepterai plus de faire d'examens dans ces conditions, car il me semble s'agir d'une fausse ouverture d'esprit. Je ne crois pas que le mari insisterait pour que son épouse soit présente lors d'un toucher rectal pratiqué sur lui-même.

Le troisième exemple en est un tout récent. Il ne s'agit pas d'un patient, mais bien de son médecin, un confrère. Il est devenu évident, lors de la révision des antécédents de deux de mes patients, qu'un de mes confrères pratique une médecine nettement moins adéquate que celle que son poste exige. Cela est probablement la conséquence de graves problèmes personnels. Il n'y a pas eu de méfaits irréversibles chez les malades portés à mon attention, et leur cas individuel fut résolu. Qu'arrive-t-il, cependant, aux autres patients de ce confrère ? Suis-je tenu, de par le *Code de déontologie*, de défendre le bien-être de patients qui ne sont pas les miens et d'être critique envers la pratique médicale d'un de mes confrères exerçant ailleurs ? Dois-je communiquer avec ce médecin ou avec les instances d'évaluation confraternelles de son milieu ? Est-il éthique de suggérer aux patients de se plaindre eux-mêmes auprès des autorités et de faire peser ainsi le fardeau de la délation sur eux ? Heureusement pour moi, le mécanisme de contrôle confraternel étant efficace dans notre société, le cas sera fort probablement réglé bientôt, sans mon intervention. Mais s'il ne l'était pas ?

Les deux problèmes suivants s'appliquent à une partie substantielle, non seulement de ma clientèle, mais de celle de tous ceux qui sont appelés à traiter une maladie chronique dégénérative, tels l'obésité, l'hypertension, le diabète et l'athérosclérose.

La première considération concerne l'intervention sur des « facteurs de risque ». Comme on le sait, il s'agit d'une série de conditions qui raccourcissent la vie en augmentant l'incidence des complications, telles que l'infarctus du myocarde ou l'hémorragie cérébrale. Pour énumérer quelques-uns de ces facteurs, citons la cigarette, l'hérédité, l'obésité, l'hypertension, l'augmentation de certains lipides sanguins, le diabète et l'inactivité. Il n'y a pas de problème éthique à s'attaquer aux habitudes tabagiques (par un conseil) ou à la tension artérielle (par la médication), car le danger de ces facteurs est clairement établi. Il en va autrement de l'obésité. Bien qu'ici encore on ait établi la relation entre sa présence et les maladies cardiovasculaires, on n'a pas encore démontré que la longévité augmente du fait d'une réduction du poids à sa valeur idéale. Le problème est vraiment complexe : il inclut le fait qu'au-delà de 80 pour cent des tentatives d'amaigrissement échouent; nous ne savons pas quel est le dommage causé par l'anxiété de ceux chez qui nous avons identifié le poids comme facteur de risque et chez qui la thérapie a échoué. Ai-je le droit de faire changer les proportions corporelles de la patiente dont le mari la préfère ainsi ? Quelle approche est en même temps efficace et éthique : terrorisante (vous allez mourir plus vite), punitive (si vous ne maigrissez pas, vous serez obligé d'aller ailleurs) ou seulement tolérante (ça ira mieux la prochaine fois) ? En analysant ma façon de pratiquer, je me rends compte que je consacre volontiers plus d'attention et de temps aux patients qui collaborent mieux, qui font preuve de plus de volonté et qui répondent à mes conseils. Leurs rendez-vous sont plus rapprochés que ceux des clients récalcitrants. Où se situe au juste l'intérêt individuel des patients et celui de la société ? Doit-on considérer les facteurs économiques du fait que les rendez-vous fréquents sont rémunérés par notre société, d'une part, et que, d'autre part, le coût de traitement des complications dans le cas d'échec éventuel est élevé pour la société et incalculable pour l'individu ? Pour le moment, mon approche consiste à identifier tout problème de risque et à le révéler aux patients. Au même moment, j'identifie ce que je peux influencer par mon intervention pharmacologique et ce qui nécessitera la collaboration et la discipline du patient. Il s'agit, dans la plupart des cas, d'un profond changement dans les habitudes alimentaires et l'activité physique, et d'une modification importante de la vie privée des individus. Il est sans doute réconfortant, tant pour moi que pour le patient, de se rendre compte qu'au bout de six mois, on peut réduire presque tous les facteurs de risque. Mais, ai-je fait plus de dommages en ajoutant l'anxiété ou la frustration d'un manque de volonté chez ceux auprès de qui mon approche a échoué ?

Le dernier problème est dû à un nouveau regard sur le diabète nécessitant le traitement par l'insuline (administré seulement par injection). Notre approche a connu plusieurs vogues, dont l'avant-dernière a été celle de la « tolérance ». On a cru, jusqu'à tout récemment, que le traitement par insuline pouvait prévenir des complications telles que l'infection ou le coma dans les cas extrêmes, mais qu'elle n'affectait en rien l'évolution des complications vasculaires menant à l'insuffisance rénale, aux troubles oculaires, voire à la cécité ou encore à la gangrène. Cette optique a changé depuis un an ou deux pour une double raison : premièrement, quelques expériences sur les animaux et des études limitées chez l'humain tendent à démontrer que les complications peuvent être prévenues par un contrôle rigoureux. Deuxièmement, un développement biochimique permet maintenant de distinguer assez clairement les diabétiques « bien contrôlés » des diabétiques « mal contrôlés ». Malheureusement, on est en droit de croire que contrôler de façon rigide signifie imiter la nature le mieux possible (l'insuline remonte dans le sang après chaque repas), ce qui se traduit par deux ou trois injections d'insuline par jour. À cela, s'ajoute le besoin de vérification fréquente du taux de sucre dans le sang (encore des piqûres, même si ce n'est qu'au bout des doigts).

A-t-on le droit d'altérer la vie des individus en leur imposant une discipline alimentaire rigide, des injections et des prélèvements multiples dans le but d'éviter des complications graves, bien que l'efficacité de cette approche ne soit pas prouvée hors de tout doute pour le moment ? Cependant, elle ne le sera peut-être pas pour une décennie encore, le temps nécessaire au parachèvement des études visées, délai suffisant pour que de jeunes patients d'aujourd'hui développent des complications irréversibles. Présentement, je crois tout simplement de mon devoir d'avertir mes patients. Le dilemme consiste à offrir ou ne pas offrir immédiatement à ces jeunes un traitement dont le bienfait sera très probablement prouvé, mais seulement dans un avenir lointain. Or, il ne s'agit pas ici d'un nouveau remède dont l'innocuité devrait être testée par le facteur temps, mais bien d'une tentative (douloureuse) pour imiter le plus fidèlement la sagesse de la nature.

... en psychiatrie

Louise A. Demers-Desrosiers

La psychochirurgie est un sujet brûlant comme le démontrent certains titres de publications récentes, tels *l'Homme modifié* et *l'Homme programmé*. La présentation publicitaire est appuyée par des titres chocs, tels que « L'actualité le prouve : le dernier bastion de la liberté, le cerveau humain, est en train de tomber » et « Les conquérants des hémisphères peuvent-ils guérir à coups de bistouri ? » Comme on le voit, il s'agit d'un sujet qui permet les titres les plus suggestifs, les envolées littéraires poussées par un vent pro ou anti-psychochirurgical dignes des grands sujets. En fin de compte, on épilogue à l'infini sur des détails idéologiques et on éprouve énormément de difficulté à faire se rencontrer la multiplicité des points de vue.

Tous les reproches adressés : la psychochirurgie mutile le cerveau, manipule l'esprit, émousse l'émotivité, constitue un moyen de contrôle social, etc., sont rarement contrebalancés par l'objectif premier et fondamental qui est celui de soulager le malade de son état de détresse psychique. La psychochirurgie, tout comme l'avortement ou l'euthanasie, a la particularité d'amener l'individu ou la collectivité à questionner certaines de leurs croyances et de leurs valeurs. Cet état de fait occasionne certaines difficultés à l'analyste qui veut cerner la question, principalement celle de faire abstraction de sa propre subjectivité, de sa propre échelle de valeurs dans l'interprétation des faits.

Un traitement psychochirurgical a été envisagé pour cette malade, en raison de l'absence de réponses positives à des années de traitements psychiatriques qui, normalement, auraient dû améliorer son comportement. Ce traitement en est un de dernier ressort, il faut le souligner, et il n'a été offert à la patiente que lorsque tout espoir de rémission spontanée dut être abandonné. Les autorités chargées d'étudier le dossier opposèrent un refus à la demande, et il advint ce qui devait arriver : un suicide qui marque la conclusion de l'histoire.

Or, si l'on se reporte aux normes établies par le Comité de santé mentale du Québec[1] pour ce genre d'intervention, la malade remplissait toutes les conditions exigées et répondait à toutes les indications qui, en résumé, sont les suivantes :

- que le traitement vise à soulager la détresse;
- que le malade y consente;
- qu'il ne soit pas en cure fermée;
- que ce soit un adulte;
- que son fonctionnement ait été relativement adéquat avant sa maladie;
- que l'anxiété grave ait duré pendant une période de deux ans et plus, et qu'au total, la maladie ait duré plus de trois ans;
- que toutes les approches thérapeutiques antérieures aient échoué.

Cela implique que la malade avait été soumise à une thérapie psycho-pharmacologique incluant des anxiolytiques à posologie exigée pendant deux mois, des neuroleptiques à posologie exigée pendant trois mois et des antidépresseurs à posologie exigée pendant six semaines. Elle avait d'autre part subi deux séries de 15 traitements de sismothérapie, plus 6 mois de psychothérapie, et en dernier lieu 3 mois, selon les théories de l'apprentissage.

Vignette clinique

Dans le but de rendre le sujet moins théorique, il nous a paru souhaitable de présenter un cas qui, nous l'espérons, aura le mérite de personnaliser le débat et peut-être de le dramatiser quelque peu.

Le sujet est une personne de sexe féminin, âgée de 34 ans, mariée, mère de deux enfants qui ont respectivement 13 et 11 ans. Son comportement avant la maladie, qui a commencé à se manifester en 1963, peut être considéré comme relativement adéquat. Mais dès lors, son fonctionnement devait changer au point de nécessiter cinq hospitalisations psychiatriques entre les années 1965 et 1973, totalisant 23 mois de traitements internes et autant de thérapies en clinique externe. Son histoire personnelle relate un fait qui devait marquer son enfance, la perte de son père à l'âge de six ans, et l'idéalisation subséquente qu'elle en fait; un déménagement qui la traumatise, puisqu'il l'oblige à quitter sa ville natale; la déception d'être incapable d'établir la relation interpersonnelle qu'elle souhaite avec son mari dont l'anxiété et l'instabilité s'opposent à l'image qu'elle s'est forgée de son père; la naissance d'une fille affligée de retard mental; et enfin, en 1963, la mort de son beau-père sur qui s'était effectué le transfert de toutes les vertus dont elle avait paré son père. Les symptômes majeurs qui ont caractérisé la détérioration de son fonctionnement ont été une anxiété invasive constante à très haute intensité assortie de dépersonnalisation et de déréalisation, l'impression d'être coupée de sa trame existentielle, une dépression profonde avec ruminations suicidaires, et comportement suicidaire répétitif.

Questions éthiques

La psychochirurgie se distingue de la neurochirurgie en ce que cette dernière comporte des interventions sur des *tissus pathologiques*, dans le but de soulager des symptômes neurologiques. La psychochirurgie, elle, fait intervenir la neurochirurgie sur du *tissu sain*, dans le but de modifier le comportement ou l'état psychologique de l'individu. De façon plus précise, l'intervention psychochirurgicale vise à sectionner les fibres qui relient une partie du cerveau à une autre, à enlever, détruire ou stimuler le tissu cérébral avec l'intention de modifier ou de changer les troubles de comportement, de la pensée ou des émotions pour lesquels aucune cause pathologique organique ne peut être décelée à la suite de tests et de techniques diagnostiques établies.

Même si des arguments éthiques sont soulevés pour ou contre l'utilisation de la psychochirurgie, ils ne devraient en rien différer de ceux qui prévalent dans d'autres domaines de la pratique médicale. Le terme éthique indique l'application des règles de la moralité sociétale acceptée pour les relations interpersonnelles et pour le comportement dans des situations impliquant d'autres personnes. L'éthique médicale ne constitue qu'un domaine plus spécifique de l'éthique générale, c'est-à-dire celle qui régit le comportement des médecins dans le contexte de leurs relations professionnelles.

Le principe de l'éthique médicale *non nocere* (ne pas nuire) ne peut être interprété de façon absolue. Il est admis que plusieurs formes de thérapie comportant un certain risque peuvent être éthiquement justifiables si le patient doit, à long terme, en retirer des bénéfices.

La psychochirurgie fait surgir des questions éthiques autour des faits suivants : l'irréversibilité de la lésion cérébrale, l'irréversibilité d'effets indésirables, l'intervention sur du tissu sain, le fait que le cerveau est considéré comme l'organe de l'esprit et le siège de la personnalité, la validité scientifique de l'approche et la possibilité d'un consentement éclairé et valide du malade.

Au sens strict, l'irréversibilité, quand elle est appliquée à la psychochirurgie, n'est pas fondamentalement différente de l'irréversibilité encourue par des actes de chirurgie générale qui est, elle, bien acceptée, parce que le résultat ultime favorise l'adaptation générale de l'individu. Il en va de même quand il s'agit des effets secondaires et quand il s'agit d'intervenir sur du tissu sain, en autant que l'objectif vise des conséquences positives axées sur l'adaptation maximale du malade.

Tout psychiatre d'orientation psychodynamique accepte la thèse que le cerveau est l'organe à travers lequel la personnalité se développe par une série d'interactions entre l'individu et son environnement, depuis sa naissance. Le « moi » n'est pas une entité unitaire, et le cerveau agit comme agent de coordination. Une pathologie du « moi », telle que mise en évidence par un comportement aberrant ou une détresse psychique, implique que le cerveau ne fonctionne pas d'une manière normale.

Qu'on ne puisse démontrer l'existence d'une pathologie cérébrale dans certaines maladies psychiatriques ne constitue pas un argument valable pour la pensée clinique contemporaine où l'on diagnostique maladie et dysfonction en l'absence de pathologie physique démontrable, et ce, dans beaucoup d'aires de la médecine.

La question de la validité scientifique est pertinente et significative. Les rapports scientifiques sont peu impressionnants quant à la méthodologie de l'étude des données pré et post-opératoires. Il existe un petit nombre de tests objectifs par des instruments physiologiques et psychologiques. Par ailleurs, même à ce jour, les instruments psychologiques pour l'évaluation détaillée de la personnalité ne sont pas très satisfaisants, et l'on reste acculé à utiliser, comme mesure finale, la réponse globale de l'individu. Les variations interindividuelles de l'organisation de la personnalité couplées au petit nombre de conditions pour lesquelles la psychochirurgie a été utilisée, créent des problèmes difficiles pour l'évaluation scientifique comparative.

Pour ce qui a trait à l'éthique médicale, une question de relativité surgit inévitablement. D'importantes divergences d'opinions existent sur la question de savoir si la psychochirurgie est une thérapie acceptée, dans le sens qu'on a pu produire des effets prévisibles pour une catégorie diagnostique spécifique, et que les bénéfices l'emportent sur les risques et les effets secondaires. Les effets secondaires de tout traitement doivent être évalués en fonction des bénéfices escomptés pour le patient en cause. Certains peuvent estimer que ces effets secondaires sont plus importants que le soulagement de la douleur psychique intolérable, alors que d'autres peuvent avoir une opinion diamétralement opposée. Au point de vue de l'éthique, ce qui importe dans ce domaine, c'est la formulation des principes et des normes qui limitent les dommages non nécessaires.

En ce qui concerne la capacité de donner un consentement qui soit éclairé et valide, la Loi actuelle stipule que le médecin est obligé de fournir au malade tous les renseignements définissant les risques et les avantages qu'un « homme raisonnable » juge utiles de connaître avant de décider de façon rationnelle de la pertinence de se soumettre à telle procédure suggérée. Les normes, qui sont fixées pour des hommes raisonnables, voient leur importance décupler dans le cas de malades psychiatriques. Un problème se pose immédiatement et très sérieusement, car leur état est souvent marqué d'un haut niveau d'anxiété ou d'une symptomatologie avec traits délirants et affectifs profonds qui ne leur permettent pas toujours, ni à tout moment, de décider du bien-fondé des options offertes. Pour le résoudre, il faudra donc recourir à des dispositions légales extrêmement nuancées et subtiles.

Conclusion

En guise de conclusion, il reste à souhaiter que l'éthique de la société en général et celle des groupements professionnels spécifiques puissent atteindre le même niveau de développement et de maturation, car il faut reconnaître qu'actuellement la Loi ne permet pas au médecin de pratiquer avec aisance selon les nouvelles données de la science. Il lui manque un élément de sécurité sans lequel il ne peut prendre les décisions qu'il devrait avoir le droit de prendre en accord avec le patient ou sa famille. La loi, l'éthique et la morale doivent évoluer avec la science et la technologie. Nous déplorons le fait que les recommandations du Comité de santé mentale du Québec, qui ont fait l'objet d'une monographie claire et précise, n'aient pas dépassé le stade de l'assentiment bienveillant. Les instances gouvernementales devraient recommander à chaque hôpital qui a une unité neurochirurgicale de pousser le dossier de la psychochirurgie plus avant et de considérer cette dernière comme digne de recherches scientifiques contrôlées. Ainsi, une banque de données permettant une évaluation fiable et valide des techniques, des indications, des contre-indications serait réalisée. Il deviendrait dès lors possible de dépasser le niveau de débat essentiellement passionnel qui prévaut de nos jours. Si on regarde la psychochirurgie dans un contexte historique, on ne peut qu'être impressionné par le fait qu'elle achoppe à cause des profonds changements dans les attitudes sociales et légales survenus au cours des deux dernières décennies. Il est possible que cette technique devienne extrêmement précieuse dans un proche avenir pour pallier les effets secondaires désastreux d'autres approches thérapeutiques en psychiatrie, les dyskinésies tardives dues aux neuroleptiques, par exemple.

[1] GOUVERNEMENT DU QUÉBEC, « Avis du Comité de la santé mentale du Québec », *Psychothérapie et Sismothérapie*, juillet 1975.

... dans les soins infirmiers

M. JOSÉPHINE FLAHERTY

Chaque fois que les infirmières (iers) se réunissent, elles parlent des questions éthiques et de leurs implications dans la qualité et la quantité des soins infirmiers actuellement offerts.

Les milieux et les circonstances dans lesquels les infirmières (iers) exercent sont déterminés par le système de soins de santé, par l'organisme qui les emploie et par la volonté et la responsabilité individuelles des professionnels. Les infirmières (iers), constituant le groupe le plus nombreux de professionnels de la santé, sont donc en mesure d'influer grandement sur le système de soins de santé, sur ses travailleurs et sur ses clients (Flaherty, 1979, a), et, par conséquent, sur l'avenir de la santé des citoyens du pays. C'est là une responsabilité très grave.

Le dilemme éthique qui s'impose à beaucoup d'infirmières (iers) est de savoir comment et quand réagir pour s'assurer qu'elles (ils) respectent les normes généralement acceptées dans l'exercice des soins infirmiers. De cette manière, le système de soins de santé peut atteindre un niveau de qualité acceptable pour la population.

Les discussions sur la santé, au Canada, impliquent que les services de santé doivent être plus orientés vers la santé que vers la maladie. Donc, cela implique une modification du concept de santé, une orientation des services en institution vers les services communautaires, un passage de la pratique individuelle à l'équipe de soins multidisciplinaires. Ces concepts auront d'importantes répercussions sur le nursing lors de l'implantation du nouveau système de santé à travers le pays et de nouvelles méthodes dans l'exercice de la profession infirmière. La santé et la qualité de la vie de la population exigent que les travailleurs de la santé soient formés et connaissent toutes les conséquences de leurs actes. Cela confère aux infirmières (iers), comme aux autres professionnels, la responsabilité de pratiquer avec compétence et d'agir avec discernement pour préserver la dignité, l'autonomie, le bien-être et la sécurité des clients (Flaherty, 1979). En même temps, le professionnel en soins infirmiers doit s'abstenir d'exercer dans des circonstances susceptibles de compromettre la qualité de ses services, en tenant compte des limites de ses aptitudes, de ses connaissances, ainsi que des moyens dont il dispose (Collège, 1976; Conseil, 1973; Gouvernement, 1976).

Il nous faut bien comprendre qu'une société en constante évolution est une réalité de notre vie quotidienne. L'être humain doit s'adapter et progresser sans cesse. Cela vaut même pour la profession infirmière. On admet généralement que les progrès de la connaissance et les innovations méthodologiques, qui rendent désuète la pratique des professionnels de la santé, posent un problème aussi inquiétant que celui de la machinerie vétuste (Flaherty, 1975). Dans l'exercice de la profession, il faut constamment prendre des décisions importantes. Pour le faire, on a besoin de données appropriées. Pour rassembler ces données appropriées, on doit nécessairement comprendre les techniques et posséder vraiment les connaissances de la profession — c'est-à-dire, s'y connaître en nursing (Flaherty, 1977, 1). On doit aussi être prêt à évaluer constamment ses propres actes.

Le concept de la profession infirmière n'est pas bien connu ni bien compris. Le nursing représente sans aucun doute un ensemble complexe de caractéristiques diverses. Il faut que les infirmières (iers) connaissent bien tous les éléments de leur profession. Le but sacré de passer maître dans leur art est une caractéristique des infirmières (iers). Atteindre un tel but veut dire plus que simplement faire son travail comme il faut — cela nécessite la connaissance et la compréhension des principes, en pratique, dans l'exercice de sa profession. Être maître dans sa profession est une qualité qui ne s'acquiert pas du jour au lendemain. C'est plutôt un processus graduel qui requiert du professionnel des efforts constants, en vue d'ajouter à sa propre connaissance, de perfectionner son art et d'élargir le champ de connaissances de sa discipline. Le cachet du maître dans son art est qu'il possède un esprit curieux et qu'il s'engage à toujours apprendre (Flaherty, 1979, b, p. 269-270).

« Les quatre responsabilités essentielles de l'infirmière sont de promouvoir la santé, de prévenir la maladie, de restaurer la santé et de soulager la souffrance... Les infirmières (iers) donnent des soins de santé à l'individu, à la famille et à la collectivité et coordonnent leur activité avec celle des personnes travaillant dans les autres disciplines du domaine de la santé (Conseil, 1973). Pour ce faire, l'infirmière (ier) aide les clients, les malades ou les bien portants, dans l'accomplissement des actes qui contribuent au maintien ou à la restauration de la santé (ou à une mort paisible), et qu'ils accompliraient par eux-mêmes s'ils avaient assez de force, de volonté ou de savoir. Elle (il) donne cette assistance de manière à permettre à celui qui la reçoit d'agir sans concours extérieur aussi rapidement que possible. Dans cette aspect de son travail, c'est à l'infirmière (ier) qu'incombent l'initiative et le contrôle; c'est elle (lui) qui dirige (Henderson, 1966, p. 3). Au Canada, l'infirmière (ier) autorisé(e) accomplit des actes requérant des connaissances spécialisées approfondies, certaines techniques et du discernement, pour évaluer les besoins du client et planifier, administrer et évaluer les soins infirmiers. Ces actes sont de nature à maintenir et à rétablir la santé et le bien-être des individus, des familles et de la collectivité (Collège, 1976).

Le champ d'action de la profession infirmière est celui des soins de santé, dans le sens le plus large — par opposition au strict traitement des maladies. Son objectif, comme domaine de travail professionnel, est d'aider les gens à acquérir, conserver et recouvrer la santé. Les phénomènes auxquels les infirmières (iers) s'intéressent sont le comportement de l'homme dans sa lutte pour la santé (Schlotfeldt, 1972).

Les membres de la profession infirmière ont pour but de favoriser l'adaptation des clients quand des changements dans leur état de santé (y compris la maladie) leur imposent de nouvelles exigences. La profession du nursing se glorifie d'être une profession qui recueille et analyse des données relatives aux humains et à leurs problèmes de santé, prépare ces personnes à faire face à ces problèmes, mentaux et physiques, en tenant compte des facteurs environnementaux qui influent sur l'état de santé, met en application le système de soins infirmiers et évalue les résultats de ces soins (Flaherty, 1979, b, p. 273-274). La formation et l'expérience des infirmières (iers) les ont préparé(e)s à soumettre tous les phénomènes propres aux soins infirmiers à l'examen analytique qui fait partie de la démarche nursing.

Le champ d'action de la profession infirmière couvre trois aspects complémentaires : le premier est la fonction indépendante par laquelle l'infirmière (ier) fait des choix basés sur sa formation et son expérience, et qui sont le fruit de solides connaissances théoriques. Le deuxième est la fonction dépendante par laquelle l'infirmière (ier) agit d'après les directives des médecins ou d'autres professionnels de la santé, selon les politiques des organismes de soins de santé. Mais ces directives ne donnent pas nécessairement carte blanche pour poser ces actes. L'infirmière (ier) est tenu(e), par la Loi et les règles de déontologie, de se poser des questions sur les lignes directrices ou les politiques la concernant et de s'assurer d'avoir des connaissances nécessaires. Le troisième aspect est la fonction interdépendante par laquelle l'infirmière (ier) œuvre auprès des clients, des familles et avec les autres membres de l'équipe de soins afin de répondre aux besoins des clients. Tout cela demande le respect mutuel et la collaboration entre les travailleurs de la santé.

La recherche systématique est essentielle à la survivance d'une profession telle que le nursing et au bien-être de ceux qui bénéficient des soins infirmiers. Il y a un ensemble de connaissances uniques à la praticiens chevronnés, les éducateurs et les administrateurs. Ces dé- approfondies, vérifiées et continuellement restructurées, comme le veut la science de chaque profession. Les connaissances inhérentes aux sciences infirmières seront valables, voire vitales, en autant qu'elles seront approfondies et élargies, continuellement mises à jour grâce aux découvertes des membres de la profession qui œuvrent dans tous les secteurs de la santé — c'est-à-dire les chercheurs, les praticiens chevronnés, les éducateurs et les administrateurs. Ces découvertes contribuent à l'avancement de la science, mais elles ont aussi de profondes implications pratiques (Flaherty, 1979, a).

Ceux qui pratiquent les sciences infirmières doivent maîtriser la science de la profession et être capables d'utiliser ses structures intellectuelles avec art et jugement dans l'application des stratégies propres à la profession, dont le but est l'obtention de résultats spécifiques et souhaitables. En même temps, ils doivent évaluer leurs pratiques afin de déterminer si celles-ci sont efficaces et identifier les carences en matière de connaissances et de technologies. L'examen attentif de ses actes professionnels revêt une importance capitale devant le choix d'une action que l'on voudra de plus en plus efficace face aux problèmes de l'humanité en matière de services de santé, problèmes ressortissant de l'intervention du nursing.

On veut l'avancement de la profession infirmière sur chaque plan : plan clinique, plan administratif, plan éducatif, plan de recherche et plan social. Pour y arriver, on a besoin de la participation de tous les membres de la profession. Comment peut-on concrétiser la définition du nursing si, dans les faits, praticiens et administrateurs ne se revêtent pas de la définition légale et professionnelle de l'acte infirmier et s'ils ne la mettent pas en application de façon détaillée et scientifique ? Il sera inutile de continuer à élaborer des théories sur le nursing si les directeurs de services infirmiers ne travaillent pas à l'avancement de la profession par la bonne gestion et l'évolution constante de leurs services. Les éducateurs doivent aussi prendre conscience de l'importance de leur rôle dans la préparation des futurs professionnels de nursing, si l'on veut accroître la qualité des services attendus par la société actuelle (Flaherty, 1978).

Les infirmières (iers) possèdent la connaissance et l'expérience leur permettant de proposer les soins de santé en général. Les infirmières (iers) qui sont responsables sur le plan professionnel admettent que l'orientation des découvertes scientifiques et leur application au genre humain ne sont pas totalement hors de leur portée. Elles (ils) sont chargé(e)s, sur les plans personnel, professionnel et légal, de soulever des questions rigoureuses à propos de la recherche scientifique et technique et de son application pratique (ou non) aux soins de santé : à propos de la planification du système des soins de santé, et à propos de la collaboration avec les autres membres de l'équipe de santé et de la coordination des soins infirmiers avec les autres aspects de soins de santé. L'exercice professionnel doit obéir à un véritable souci de l'importance propre du client en tant que personne, indépendamment de ses valeurs sociales et de ses chances de succès. Chaque client doit posséder le droit, sans la moindre restriction ni la moindre humiliation, de voir les choses différemment des autres, et l'infirmière (ier) est responsable de la protection de ce droit. Cela peut sembler une exigence de taille, mais on l'a reconnue comme impératif professionnel pour les infirmières (iers).

Romanell rappelle aux infirmières (iers) que le principe premier d'un comportement vers la solution du dilemme éthique posé ici est résumé dans les paroles de Socrate, dans le dialogue de Platon (l'*Apologie de Socrate*) : « la vie qui n'est pas mise en question ne mérite pas d'être vécue » (Romanell, 1977). La vie remise en question est celle des infirmières (iers) qui acceptent de s'interroger sur les coutumes existantes et les tabous des situations dans lesquelles elles (ils) se retrouvent, dont leur propre comportement, afin de déterminer si ce qu'elles (ils) voient est conforme aux normes professionnelles dont elles (ils) portent la responsabilité (Flaherty, 1979, b, p. 276). En considérant l'intérêt du public et en protégeant la qualité des services de santé, l'infirmière (ier) responsable est obligé(e) de soumettre les méthodes reconnues, les principes et les institutions, y compris les codes de déontologie et les façons d'agir éprouvées et acceptées, à la critique constructive, en vue de découvrir le besoin de transformer l'ordre ancien en un ordre nouveau et meilleur.

Pour réussir, la profession infirmière et ses membres doivent être des participants actifs et non des spectateurs passifs. Il leur faut prendre position et présenter de fortes recommandations sur les services qu'ils peuvent offrir. Un tel comportement est d'une importance capitale pour le maintien d'un état de santé acceptable au pays.

Bibliographie

Collège des infirmières et infirmiers de l'Ontario, *Normes d'exercice des soins infirmiers pour infirmières et infirmiers autorisés et infirmières et infirmiers auxiliaires autorisés*, Toronto, Collège des infirmières et infirmiers de l'Ontario, 1976.

Conseil international des infirmières, *Code de l'infirmière du C.I.I. Principes déontologiques appliqués aux soins infirmiers*, Genève, 1973.

Flaherty, M. J., « La formation continue doit être facultative », *l'Infirmière canadienne*, 1975, 17, n° 7, p. 14-16.

Flaherty, M. J., « La compétence et l'éducation permanente », Première conférence commémorative annuelle Joan Stock, Ottawa, Université d'Ottawa, 1977.

Flaherty, M. J., « Conflits courants et promesses d'avenir », Discours présenté à l'Assemblée annuelle et congrès biennal de l'Association des infirmières et infirmiers du Canada, Toronto, le 28 juin 1978.

Flaherty, M. J., *la Compétence en nursing au Canada*, Rapport du séminaire national Kellogg en vue d'une préparation au niveau doctoral pour les infirmières et les infirmiers du Canada, Ottawa, L'Association des infirmières et infirmiers du Canada, 1979, (a) p. 24-31.

Flaherty, M. J., « Accountability in health care practice : ethical implications for nurses », in Davis, J. W. *et al.*, édit., *Contemporary Issues in Biomedical Ethics*, Clifton N.J., 1979, b.

Gouvernement du Québec, « Règlement concernant le Code de déontologie », Québec, *la Gazette officielle du Québec*, le 22 septembre 1976.

Henderson, V., *Basic Principles of Nursing Care*, Genève, Conseil international des infirmières, 1966.

Romanell, P., « Ethics, moral conflicts and choice », in *American Journal of Nursing*, 1977, 17, p. 850.

Schlotfeldt, R., « This I believe... Nursing is Health Care », in *Nursing Outlook*, 1972, 20, p. 245.

... en génétique

CHARLES R. SCRIVER
J. T. OSTROWSKY
C. L. CLOW

Les généticiens étudient les mutations biologiques, leur origine et leur signification par rapport à l'adaptation des organismes à leur environnement. Les êtres humains se définissent par leur caractère biologique individuel; ainsi, très peu parmi nous sont des jumeaux monozygotes. Nos différences biologiques proviennent de la diversité des gènes (hétérozygotie). Nous héritons d'une combinaison de gènes particuliers de chacun de nos parents; nous ne transmettons que la moitié de nos gènes à notre descendance. Tels sont les faits scientifiques concernant notre identité génétique. Quant aux valeurs que nous leurs attribuons, elles sont d'ordre social; elles sont par conséquent distinctes des faits scientifiques.

Le dépistage génétique est une activité scientifique qui consiste à identifier les différences génétiques entre les personnes. Certaines de ces différences sont dangereuses pour la santé des individus ou de leurs descendants, d'autres au contraire sont bénéfiques. Cette activité scientifique, telle qu'on l'a pratiquée, a trois buts : premièrement, identifier les personnes dont la santé est menacée et à qui une intervention médicale précoce serait profitable; deuxièmement, identifier les personnes dont les gènes ne peuvent être combinés sans nuire à leurs descendants, et pour qui une consultation génétique serait avantageuse; troisièmement, énumérer la fréquence de certains gènes et identifier leur répartition et leur signification biologique parmi les populations. Tels sont les éléments fondamentaux du dépistage génétique. Les valeurs que nous lui attribuons constituent, là encore, un phénomène social. Le dilemme d'ordre moral qu'il peut soulever, résulte de l'action réciproque de la science sur les systèmes de valeurs.

La nature de la thalassémie

La thalassémie majeure est une forme mortelle d'anémie d'origine génétique. Il en existe plusieurs formes, dont l'une, la thalassémie, est le résultat d'une anomalie dans la synthèse et l'activité de la chaîne polypeptidique de l'hémoglobine, protéine qui transporte l'oxygène dans les globules rouges du sang. Les enfants atteints de thalassémie majeure sont les descendants de parents atteints d'une anomalie sans symptômes appelée, dans ce cas, thalassémie mineure. Ces parents sont porteurs (hétérozygotes) du gène de la thalassémie.

Le dépistage génétique pratiqué chez les jeunes enfants permet de diagnostiquer la thalassémie majeure avant qu'une anémie grave ne survienne. Cependant, cette pratique ne permet pas la guérison. Actuellement, le diagnostic et le traitement précoce ne changent pas d'une manière significative la progression de la maladie au cours des vingt premières années de la vie. Toutefois, en identifiant les hétérozygotes, le dépistage génétique permet au « couple porteur » de savoir s'il risque d'avoir un enfant porteur de la thalassémie majeure. Comme la transmission du gène de la thalassémie est mendélienne, la probabilité qu'a le couple porteur de transmettre la maladie à chacun de ses enfants est de l'ordre de un sur quatre. Cependant, lorsqu'on fait un diagnostic prénatal au cours du deuxième trimestre de la grossesse, on peut déterminer avec certitude si l'enfant est atteint ou non, ce qui représente un progrès énorme par rapport à une forme de consultation génétique qui ne donnait que les probabilités. Si le fœtus est atteint de la thalassémie majeure, l'avortement thérapeutique est permis. Par conséquent, le diagnostic prénatal et l'accès à l'avortement thérapeutique permettent aux couples porteurs d'avoir des enfants exempts de la thalassémie majeure. Que le choix de l'avortement permette la naissance de descendants sains ne constitue un paradoxe qu'en ce qui a trait aux systèmes de valeurs, et non aux faits scientifiques.

Le gène de la thalassémie ne se retrouve pas uniformément dans toute la population. C'est un phénomène ethnique. Ainsi, le gène est plus répandu chez les peuples d'origine méditerranéenne, en particulier les Grecs et les Italiens. Les raisons en sont complexes. Soulignons, cependant, que ce gène comporte un avantage pour les porteurs, par la protection qu'il semble offrir contre une infection paludéenne mortelle. Par conséquent, du point de vue biologique, le gène a de « bons » effets; ce n'est un « mauvais » gène que lorsque sa présence chez le père et la mère entraîne la thalassémie majeure. La fréquence relative de la thalassémie mineure (porteur sain) est très différente de celle de la thalassémie majeure (porteur d'une maladie mortelle). La thalassémie mineure se rencontre chez environ 7 pour cent des Grecs et 3 pour cent des Italiens vivant actuellement à Montréal, tandis que la thalassémie majeure affecte un Grec sur 900 et un Italien sur 3 600, natifs de Montréal.

Tels sont les principaux aspects de la thalassémie. Les « coûts » élevés (médicaux, personnels et familiaux) de la maladie, l'absence de traitement, la possibilité de se soumettre à un test sûr de dépistage et à un diagnostic prénatal, pour les couples à risque élevé, ont amené les communautés concernées à mettre en place un programme de prévention de la thalassémie. Il est donc opportun d'examiner les valeurs que sous-tend un tel programme. Face à ce programme, « l'observateur éthique idéal » (Firth, 1975) soulèvera certaines questions. Sommes-nous *omniscients* (en possession de tous les faits), *omniconscients* (capables de percevoir les sentiments de tous les intéressés), *désintéressés* (sans intérêt personnel), *impartiaux, conséquents* (appliquant des principes généraux déjà appliqués dans des circonstances analogues) ? Il sera particulièrement intéressé à s'assurer que, tout en servant les besoins de la collectivité au moyen d'une politique rationnelle articulée dans un programme public de dépistage génétique et de médecine préventive, nous protégeons les droits individuels.

Approche éthique du dépistage de la thalassémie

Selon les éthiciens, le programme de dépistage devrait respecter les règles suivantes :

- des objectifs clairs et réalistes;
- la participation de la communauté;
- l'accessibilité pour tous au dépistage;
- l'absence d'examen obligatoire;
- des méthodes de dépistage précises;
- le consentement de ceux qui seront examinés;
- la protection des personnes impliquées dans un programme expérimental comportant peu de précédents spécifiques;
- l'accès à l'information sur les règles et ses objectifs;
- la confidentialité quant au dossier sur la personne examinée;
- des dispositions propres à permettre la consultation génétique et les services auxiliaires;
- un rapport sur les progrès de la recherche concernant le traitement de la thalassémie (Lappé *et al.*, 1972).

Le Programme de prévention de la thalassémie au Québec est une initiative conjointe de la Société de thalassémie du Québec Inc.[1] et du Réseau provincial de médecine génétique (R.P.M.G.)[2]. La première, la Société du Québec, est responsable devant les groupes ethniques fortement affectés par la thalassémie; l'autre, le R.P.M.G., devant la société québécoise tout entière par l'intermédiaire du ministère des Affaires sociales. Les objectifs du Programme et ses structures sont formulés dans les règlements de la société; ses composantes sont les suivantes : l'éducation, le dépistage, le contrôle ultérieur, la consultation et le traitement.

Dans les pages qui suivent, nous résumons les éléments du Programme en nous référant aux questions que soulèverait « l'observateur éthique idéal ».

Le Programme est-il en possession de tous les faits ?

Un projet pilote de dépistage révèle que la thalassémie hétérozygote affecte 6,7 pour cent des membres de la communauté grecque de Montréal (population de 65 000) (Zannis *et al.*, 1977) et environ 3 pour cent des Italiens. On a également constaté la présence du gène de la thalassémie chez un couple canadien-français du comté de Portneuf (Desjardins *et al.*, 1978).

On a distribué un questionnaire à 2 600 adultes et étudiants de niveau secondaire des communautés grecque et italienne de Montréal, afin de vérifier leurs connaissances et leurs attitudes[3]. Les résultats indiquent que la majorité d'entre eux ne connaissaient pas la thalassémie auparavant et pensent qu'ils n'ont jamais été examinés à ce sujet (réponse exacte). La majorité des répondants (66 à 90,5 pour cent, selon le groupe de l'enquête publique) ont manifesté le désir de connaître leur état; la plupart d'entre eux considèrent que le risque pour un couple de transmettre le gène à un descendant, soit 25 pour cent, est fort élevé; la majorité désirent un avis médical afin de savoir comment faire face à la situation de « couple porteur ». La plupart d'entre eux souhaitent la mise en place d'un programme de dépistage et de diagnostic prénatal.

On a mis au point et expérimenté (Zannis *et al.*, 1977) un test très simple de dépistage de la thalassémie hétérozygote, basé sur une double fonction discriminante. La spécificité (exclusion de faux positifs) et la sensibilité (exclusion de faux négatifs) de ce test sont élevées.

Une méthode de diagnostic fœtal de la thalassémie homozygote a également été mise sur pied et expérimentée dans un hôpital communautaire de l'un des centres R.P.M.G. Cette méthode a été approuvée par des experts extérieurs au Programme.

La Société de thalassémie du Québec et le R.P.M.G. ont établi les objectifs du Programme; et les données sur le dépistage des porteurs et la prévention de la thalassémie ont été enregistrées. On note, parmi les principaux objectifs du Programme, l'acquisition de nouvelles informations sur la thalassémie de même que de nouvelles méthodes de diagnostic et de traitement.

Le Programme est-il sensible à la manière dont les clients perçoivent la signification et la portée de son action ?

Les résultats du test de dépistage sont communiqués par écrit dans la langue de la personne examinée. Si l'examen de dépistage décèle l'hétérozygotie, la lettre explique en détail la signification de cet état pour cette personne et ses descendants, dans le cas où l'autre parent serait porteur. On y donne également des informations relatives à la consultation génétique.

On offre le diagnostic prénatal aux couples porteurs comme étant un choix volontaire et un moyen d'avoir des enfants sains.

La Société de thalassémie, avec l'aide de ses Comités consultatifs, révisera et évaluera périodiquement toutes ces données et se gardera de transmettre de faux renseignements ou des renseignements de nature à traumatiser.

Les activités éducatives du Programme ont porté sur la façon de diminuer les cas de thalassémie dans la communauté. Si le Programme vise essentiellement à dépister les couples porteurs et à prévenir la naissance d'enfants atteints de thalassémie majeure, la personne atteinte dans la communauté n'a pas été oubliée. Le Programme offre à tous les homozygotes les traitements les plus avancés et organise un ensemble de soins systématiques afin de réduire le plus possible les effets de cette maladie sur le patient et sa famille. Le Programme éducatif est très attentif aux sentiments des homozygotes : devant eux, on évite d'utiliser des termes blessants qui pourraient les traumatiser de même que leur famille[4].

Le Programme n'insiste pas sur le caractère éthique de la thalassémie, sachant qu'au Québec la susceptibilité en matière d'ethnie exige des précautions. On considère que le gène de la thalassémie est présent chez les Grecs, les Italiens et les Canadiens-Français. De plus, on n'exclut pas la communauté chinoise, le gène de la thalassémie étant probablement assez répandu parmi ses membres (Weatherall, 1978).

Quelles sont les dispositions prises permettant de s'assurer que les intérêts des personnes examinées ont priorité au cours du processus de dépistage et de prévention ?

Tous peuvent participer au Programme selon une base volontaire.

Comme on ne peut prévoir à l'heure actuelle toutes les implications de ce Programme, on ne fait aucun dépistage sans avoir au préalable consulté les dirigeants de la communauté et ses porte-parole, les chefs religieux, les parents des patients, les médecins et autres spécialistes, ainsi que les représentants du gouvernement et le grand public (ce dernier par voie de sondages). La participation aux activités du Programme suppose une bonne information et le consentement des personnes impliquées.

On n'utilise le sang prélevé chez les clients que pour le dépistage de la thalassémie.

Les résultats des examens sont la propriété du client et lui sont envoyés directement par écrit.

On offre à chacun la possibilité de profiter de la consultation génétique. Le diagnostic prénatal est libre, de même que l'avortement. On reconnaît la responsabilité des parents dans sa juste mesure et on leur offre de l'aide, mais ils doivent quand même décider par eux-mêmes pour le diagnostic et pour l'avortement thérapeutique (World Council of Churches, 1974).

Les décisions en rapport avec le Programme sont-elles prises avec impartialité ?

La Société et son conseil, composé de représentants des communautés et des autres secteurs de la société, dirigent le Programme de prévention de la thalassémie. Le R.P.M.G. y apporte sa vaste expérience et différentes formes de dépistage génétique. Les membres du comité responsable de la coordination et de la gestion du Programme de prévention de la thalassémie sont désignés conjointement par la Société et le R.P.M.G.

Le Programme étant expérimental, le déroulement en est surveillé et évalué de façon continue.

Les principes du Programme sont-ils en accord avec les principes du dépistage génétique ?

Le Programme répond aux exigences du R.P.M.G.[2] qui veut que des études pilotes précèdent la mise en place de services. Sa formulation est conforme aux autres programmes du R.P.M.G.

Le Programme suit les recommandations de l'Académie nationale des sciences (comité du Conseil national de recherches pour le dépistage des erreurs innées du métaloblime) pour l'élaboration et l'institution de programmes de dépistage génétique (Commentary, 1975).

Commentaires

L'intelligence humaine est capable de planifier grâce à sa capacité de prévision. La rationalisation monolithique de la politique humaine au nom de la collectivité peut cependant abroger les droits individuels. Le but ultime de la médecine est le bien-être des individus (Lederberg, 1966). La génétique humaine et médicale a une influence sur les politiques sociales, car elle est consacrée à la reconnaissance de l'individualité biologique et de sa signification pour le bien-être de l'homme.

La condition actuelle de l'humanité exige que les scientifiques laissent parfois de côté leurs préoccupations professionnelles afin d'étudier les relations entre la science et la société (Ashby, 1971). Une société qui néglige la science ne peut s'attendre qu'elle soit à son service génétique; et une science qui néglige la société ne peut bien la servir. La génétique est à la fois maîtresse et servante de la société.

L'éthique, en tant que discipline humaine, se préoccupe des phénomènes génétiques et de leur intérêt pour les êtres humains. La génétique est un nouveau système explicatif et, comme tel, elle tente « d'expliquer ce qui est visible et compliqué par l'invisible » (Perrin, 1977). Les anciens systèmes d'explication — mythiques, magiques, ou religieux — englobaient tout, s'appliquaient à tous les domaines, répondaient à toutes les questions, étaient universels : la science a tout modifié en mettant l'accent sur les particularités. Cependant, puisque la génétique explique l'individualité biologique à l'intérieur d'un système global intégrant des éléments physiques et chimiques, elle a le potentiel d'un système explicatif universel; toutefois, parce qu'elle s'occupe de cas individuels selon leur singularité, elle constitue également un système ordonné pragmatique ou particulier. Dans ce système, les gènes sont ambigus; nous avons vu que le gène de la thalassémie est à la fois « bon » et « mauvais », selon qu'il est isolé ou non, selon son dosage, et selon son interaction avec l'environnement. On peut donc dire que le caractère éthique du gène de la thalassémie dépend de ses conséquences ?

Nous vous avons présenté le dépistage de la thalassémie, comme le verrait un observateur éthique idéal. Nous aurions pu vous présenter le point de vue du scientifique au service d'une collectivité, comme l'a fait Camille Laurin dans sa déclaration sur le rôle de la science dans la société québécoise (Laurin, 1979). Quoi qu'il en soit, l'analyse éthique suggère que le dépistage pour le bien de la société (diminution du fardeau collectif) peut se faire de façon à ne pas porter atteinte aux privilèges et aux droits individuels.

Remerciements

Cette étude a été réalisée avec le concours du Réseau provincial de médecine génétique et du Conseil de recherches médicales du Canada. J. T. Ostrowsky est étudiante au Département de biologie de l'université McGill (programme de cours libres). Charles S. Scriver et C. L. Clow sont co-directeurs du centre McGill du R.P.M.G. Charles S. Scriver est membre associé du Conseil de recherches médicales, et professeur de pédiatrie et de biologie à l'université McGill.

Notes

[1] La Société de thalassémie du Québec Inc. a été fondée à titre d'organisme sans but lucratif par des parents dont les enfants sont atteints de la thalassémie, par leurs concitoyens, par des autorités municipales et par des spécialistes. Son objectif est de diminuer les effets de la thalassémie dans la société.

[2] Le Réseau provincial de médecine génétique est sous l'égide du ministère québécois des Affaires sociales. Il comprend quatre centres médicaux universitaires administrant un programme d'éducation, de dépistage, de « relance », de diagnostic, de consultation, de traitement et de réhabilitation adressé aux patients souffrant de maladies génétiques. Le programme, ses objectifs, ses structures et ses fonctions ont été décrits notamment par Denis LAZURE dans : « Birth Defects », Proc. 5th Internat. Conf. Nat. Found — Int. Birth Defects Congr., p. 3-8, I.C.S. 432, *Excerpta Medica Amsterdam*, 1978;

SCRIVER C. R., LABERGE, C., et CLOW, C. L., dans *Medico Social Management of Inherited Metabolic Disease*, Raine D., édit., Univ. Park Press, Md. 1977, p. 21-42, National Acad. Sci.; *Genetic Screening Principles, Programs and Research*, Washington, D.C., 1975, dans l'annexe I; CLOW, C. L., FRASER, F.C., LABERGE, C., et SCRIVER, C. R., *Prog. Med. Genet.* 9, p. 159-213, 1973.

[3] Des enquêtes ont été effectuées en 1977-1978 et 1978-1979 dans le cadre d'un projet subventionné d'initiative locale (directeur du projet : Vavoulis, N.) du ministère de la Main-d'œuvre du gouvernement fédéral du Canada. Ces enquêtes ont été menées dans les communautés grecque et italienne de Montréal, avec la permission de la Commission des écoles protestantes de l'agglomération montréalaise, plus précisément dans des écoles secondaires fréquentées par des étudiants de langues grecque et italienne.

[4] Au cours de l'élaboration du Programme de prévention de la thalassémie, le Dr David Roy, éthicien, directeur du Centre de bioéthique de Montréal, a été consulté. L'objectif de cette consultation était de protéger les droits des patients affectés, tout en développant un programme nécessitant l'éducation de la population sur la nature de la thalassémie et les objectifs de ce programme. Ses conseils ont été sollicités lorsqu'il s'est révélé que les patients risquaient de prendre connaissance de la description officielle du Programme, sachant que la plupart des familles affectées par la thalassémie avaient refusé de croire en sa nature mortelle et héréditaire en dépit d'une consultation génétique et médicale spécifique. Le Dr Roy a recommandé, d'une part, d'expliquer les buts du Programme aux familles concernées et, d'autre part, de renseigner les publicitaires et les enseignants sur les droits des homozygotes.

Bibliographie

ASHBY, E., « Science and Antiscience » (The Bernal Lecture), *Proceedings Royal Society*, London, 1971, 178, p. 29-42.

« Commentary for the Study of Inborn Errors of Metab. », Assembly of Life Sciences National Research Council, *Genetic Screening Programs, Principles and Research*, National Academy of Sciences, Washington, D.C., 1975.

DESJARDINS, L., ROUSSEAU, C., DUPLAIN, J. M., VALET, J. P., et AUGER, P., « La thalassémie chez les Québécois francophones », *Association Médecins Canada 1978*, 119, p. 709-713.

FIRTH, N., cité dans *Genetic Screening Programs, Principles and Research*, « Comm. for Study of Inborn Errors of Metabolism », N.R.C., National Academy of Sciences, Washington, D.C., 1975, p. 194-199. L'auteur y commente la description de Firth sur les qualités requises d'un observateur éthique.

LAPPÉ, M., GUSTAFSON, J. M., et ROBLIN, R., « Ethical and social issues in screening for genetic disease », *New Engl. J. Med.*, 1972, 286, p. 1129-1156. Ensemble de principes en rapport avec le dépistage génétique présenté par le Research Group on Ethical, Social and Legal issues, in Genetic Counseling and Genetic Engineering de l'Institute of Society Ethics and Life Sciences, Hastings-on-Hudson, N.W. 10706.

LAURIN, C., ministre d'État au Développement culturel, *Pour une politique québécoise de la recherche scientifique*, Gouvernement du Québec, édit. officiel, Québec, 1979.

LEDERBERG, J., « Experimental Genetics and Human Evolution », *American Naturalist*, 1966, 100, p. 517-531.

PERRIN, J., in « Jacob F. Evolution and Tinkering », *Science*, 1977, 196, p. 1161-1166.

WEATHERALL, D., « The Thalassemias », in STANBURY, D., WYNGAARDEN, J. B., FREDRICKSON, D. S., *The Metabolic Basis of Hereditary Disease*, McGraw Hill, N.Y.C., 1978, p. 1508-1523.

WORLD COUNCIL OF CHURCHES, « Church and Society/Christian Medical Commission, Genetics and the Quality of Life », *Study Encounter*, 1974, 10, p. 1-26. (W.C.C. Publications, Genève, Suisse, et New York, États-Unis).

ZANNIS-HADJOPOULOS, M., GOLD, R. J. M., MAAG, U. R., METRAKOS, J. D., et SCRIVER, C. R., « Improved detection of thalassemia carriers by a two-test method », *Hum. Genet.*, 1977, 38, p. 315-324.

Sources de bioéthique

Bibliographies

Bibliography of Bioethics, LeRoy Walters, édit., Detroit, Gale Research Company, 4 volumes, 1975 ss.
— Gale Research Company, Book Tower, Detroit, M 48226, U.S.A.

Bibliography of Society, Ethics and the Life Sciences, The Hastings Center, 1973 (mise à jour chaque année).
— 360 Broadway, Hastings-on-Hudson, NY 10706, U.S.A.

Bioethics Digest, M. M. Nevins, édit., Rockville, Maryland, Information Planning Associates, 1976-1978.
— P.O. Box 1523, Rockville, MD 20850, U.S.A.

New Titles in Bioethics, Center for Bioethics Library, Georgetown University, Washington, D.C. (liste mensuelle des nouvelles acquisitions).
— Kennedy Institute of Ethics, Georgetown University, Washington, DC 20057, U.S.A.

Banques de données automatisées

Bioethics line, un service nord-américain de la National Library of Medicine. Elle donne accès direct à toutes les références de la *Bibliography of Bioethics*, mentionnée plus haut.
— Office of Inquiries and Publications Management, National Library of Medicine, 8600 Rockville Pike, Bethesda, MD 20014, U.S.A.

Inserm-Medlars, Centre de documentation, Hôpital Bicêtre à Paris.
— 78, rue du Général Leclerc, 94270 – Le Cremlin Bicêtre, Paris, France.

Encyclopédie

Encyclopedia of Bioethics, éd. Warren T. Reich, New York — London, The Free Press — Collier Macmillan, 1978, 4 volumes.

Collections

« Cahiers de Bioéthique », Centre de Bioéthique de l'Institut de recherches cliniques de Montréal; Les Presses de l'université Laval, Québec.
— 110, avenue des Pins ouest, Montréal (Québec) H2W 1R7, Canada.

« Documents de travail », Commission de réforme du droit du Canada.
— 130, rue Albert, 7e étage, Ottawa (Ontario) K1A 0L6, Canada.

« The Foundations of Ethics and Its Relationship to Science », The Hastings Center, Institute of Society, Ethics and the Life Sciences.
— 360 Broadway, Hastings-on-Hudson, NY 10706, U.S.A.

« Philosophy and Medicine », Collection publiée par D. Reidel Publishing Company.
— P.O. Box 17, Dordrecht, Holland.
— 306 Darmouth street, Boston, Mass. 02116, U.S.A.

Revues

Cette liste contient des revues qui se sont révélées utiles dans le travail quotidien de bioéthique.

British Medical Association Journal
— Tavistock Square, London, WCIH 9JR, England.

Canadian Medical Association Journal
— P.O. Box 8650, Ottawa (Ontario) K1G 0G8, Canada.

Clinical Research
— 6900 Grove road, Thorofare, NJ 08086, U.S.A.

Ethics in Science and Medicine
— Maxwell House, Fairview Park, Elmsford, NY 10523, U.S.A.

The Hasting Centre Report
— 360 Broadway, Hastings-on-Hudson, NY 10706, U.S.A.

International Digest of Health Legislation
— O.M.S., 1211 – Genève 27, Suisse.

Institutional Review Boards
— 360 Broadway, Hastings-on-Hudson, NY 10706, U.S.A.

Journal of the American Medical Association
— 535 North Dearborn Street, Chicago, Ill. 60610, U.S.A.

Journal of Medical Ethics
— B.M.A. House, Tavistock Square, London, WCTH GJR, England.

Journal of Medicine and Philosophy
— University of Chicago Press, 5801 Ellis Avenue, Chicago, Ill. 60637, U.S.A.

The Lancet
— 34 Beacon street, Boston, Mass. 02106, U.S.A.
— 7 Adam street, London, WC2N 6AD, England.

Legal Medical Quarterly
— Jonah Publications Limited, 620 Sheppard Avenue West, Downview, (Ontario) M3H 2S1 Canada

Medicolegal News
— American Society of Law and Medicine, 454 Brookline Avenue, Boston, Mass. 02215, U.S.A.

Nature
— Brunel road, Basingstoke, Hants, RG21 2XS, England.

New England Journal of Medicine
— 10 Shattuck street, Boston, Mass. 02115, U.S.A.

Perspectives in Biology and Medicine
— University of Chicago Press, 5801 Ellis Avenue, Chicago, Ill. 60637, U.S.A.

Prospective et Santé
— Étoile Promotion Jean Gluck, 3, rue Troyon, 75017 – Paris, France

La Recherche
— 57, rue de Seine, 75006 – Paris, France.
— C.P. 200 Ville Mont-Royal (Québec) H3P 3C4, Canada

Science
— 1515 Massachussets Avenue, N.W. Washington, DC 20005, U.S.A.

Theological Studies
— P.O. Box 64002, Baltimore, MD 21264, U.S.A.

Zeitschrift Für Evangelische Ethik
— Koenigstrasse 23, Post Fach 2368, 4830 — Guertersloh, République fédérale d'Allemagne de l'Ouest

Centres, organismes, instituts de bioéthique

Centre de bioéthique, Institut de recherches cliniques de Montréal,
— 110, avenue des Pins ouest, Montréal (Québec) H2W 1R7, Canada

The Institute for Ethics and Human Values,
— Westminster College, London, N6G 2M2, Canada

The Institute for the Medical Humanities,
— University of Texas Medical Branch, Galveston, Texas 77550, U.S.A.

Institute for Religion and Human Development,
— Texax Medical Center, Houston, Texas 77025, U.S.A.

The Institute of Society, Ethics and the Life Sciences,
— 360 Broadway, Hastings-on-Hudson, NY 10706, U.S.A.

The Kennedy Institute of Ethics,
— Georgetown University, Washington, DC 20057, U.S.A.

Pope John XXIII Medical-Moral Research and Education Center,
— 1438 S Grand Boulevard, St-Louis, Mo. 63104, U.S.A.

The Northwest Institute of Ethics and Life Sciences,
— 6241 - 31st Avenue Northeast, Seattle, Wash. 98115, U.S.A.

Society for Health and Human Values,
— 723 Witherspoon Building, Philadelphia, PA 19107, U.S.A.

Society for the Study of Medical Ethics,
— Tavistock House North, Tavistock Square, London, WC1H 9LG, England

Ont contribué

Caroline L. Clow est chargée de cours en pédiatrie à l'université McGill et travaille au Programme du Réseau provincial (Québec) de médecine génétique à l'hôpital de Montréal pour enfants.

Louise A. Demers-Desrosiers est psychiatre-consultante à l'Hôpital neurologique de Montréal, psychiatre-adjointe à l'Institut Allan Memorial et chargée de cours à l'université McGill.

Hubert Doucet est professeur de philosophie au collège de Valleyfield et chargé de projets au Centre de bioéthique de l'Institut de recherches cliniques de Montréal.

M. Joséphine Flaherty est infirmière, conseillère principale au ministère de la Santé nationale et du Bien-être social du Canada, et reste engagée dans la pratique du nursing à temps partiel.

Pavel Hamet est directeur du Laboratoire de physiopathologie de l'action hormonale de l'Institut de recherches cliniques de Montréal, professeur agrégé en recherches, au Département de médecine de l'université de Montréal, membre associé du Département de médecine expérimentale de l'université McGill, et professeur invité au Département de pharmacologie et de médecine de Vanderbilt University, Medical School.

André E. Hellegers, décédé en mai 1979, était professeur d'obstétrique, de gynécologie et de physiologie, directeur du Kennedy Institute of Ethics, Georgetown University, Washington, D.C., et membre du Comité consultatif du Centre de bioéthique de Montréal.

Edward W. Keyserlingk est coordonnateur du projet « Protection de la vie » à la Commission de réforme du droit du Canada, à Ottawa.

Henri Laborit est directeur du Laboratoire d'eutonologie de l'hôpital Boucicaut de Paris.

Jean Ladrière est professeur de philosophie et président de l'Institut supérieur de philosophie de l'université Catholique de Louvain, à Louvain-la-Neuve, Belgique.

Piet Nijs est professeur à la Faculté de médecine, directeur de l'Institut de famille et sexologie, Katholieke Universiteit Leuven, et psychiatre à la Clinique d'obstétrique et gynécologie de Leuven, Belgique.

Julia T. Ostrowsky poursuit des recherches personnelles à l'université McGill de Montréal.

Pierre Rémy est professeur de théologie morale à l'Institut catholique de Paris.

David J. Roy est directeur du Centre de bioéthique de l'Institut de recherches cliniques de Montréal et coordonnateur du cours « Éthique médicale et jurisprudence » à l'université McGill.

Charles R. Scriver est professeur en pédiatrie et biologie à l'université McGill et directeur du Laboratoire de Belle de génétique biochimique à l'hôpital de Montréal pour enfants.

Margaret A. Somerville est professeur à la Faculté de droit de l'université McGill de Montréal et avocate à la Cour Suprême de New Sough Wales (Australie).

Maurice A. M. de Wachter est associé principal de recherches au Centre de bioéthique de l'Institut de recherches cliniques de Montréal et chargé d'éthique médicale des résidents à l'hôpital de Montréal pour enfants.

CAHIERS DE BIOÉTHIQUE

LE DIAGNOSTIC PRÉNATAL (à paraître en 1980)

Pourquoi la médecine pratique-t-elle le diagnostic anténatal ?, F. C. FRASER, Université McGill, Montréal. — *Les méthodes du diagnostic anténatal*, J. M. ROBERT, Université de Lyon. — *La pratique du diagnostic anténatal au Canada*, L. DALLAIRE, N. RUDD, T. DORAN, P. BAIRD, J. HAMERTON. — *La pratique du diagnostic anténatal en France*, O. THIBAULT, D.S.B., C.N.R.S., journaliste scientifique, Paris. — *Directives sur la pratique du diagnostic anténatal*, T. M. POWLEDGE, Hastings Center for the Life Sciences, Hastings, New York, et J. FLETCHER, National Institutes of Health, Bethesda, Maryland, — *Commentaire médical sur les directives de Hastings*, A. et J. BOUÉ, Institut National de la Santé et de la Recherche médicale, Paris; *Commentaire juridique*, J.-L. BAUDOUIN, Université de Montréal, Montréal; *Commentaire éthique*, D. J. ROY, Centre de bioéthique, Montréal. — *L'indication médicale, travestissement de convictions morales ?*, M. DE WACHTER, Centre de bioéthique, Montréal. — *Qu'est-ce qu'une maladie génétique ?*, M. LAPPÉ, Department of Health Services, Sacramento, Californie. — *Les cultures et le fœtus : étude d'anthropologie comparée*, J.-J. CHALIFOUX, Université Laval, Québec. — *Les séquelles psychologiques de l'avortement électif*, B. D. BLUMBERG, Université de Californie, Torrance, Californie. — *L'éthique devant le fœtus malformé*, A. DUMAS, Faculté de Théologie protestante, Paris. — *Les images de l'enfant déterminant des choix éthiques*, H. DOUCET, Centre de bioéthique, Montréal. — *Le statut légal du fœtus : étude de droit comparé : Canada, France,* « de lege ferenda », B. M. KNOPPERS, Centre de bioéthique, Montréal. — *Réflexions d'un généticien des populations*, A. JACQUARD, Institut National d'Études Démographiques, Paris. — *Entretien et débat : le résultat positif du diagnostic anténatal impose-t-il l'avortement ?*, L. DALLAIRE, Hôpital Ste-Justine, Montréal; D. J. ROY, Centre de bioéthique, Montréal; N. SCHWARTZ-MORGAN, Consultante, Institut de Recherches politiques, Montréal. — *Le praticien devant la possibilité du diagnostic anténatal*, Ed. JUILLARD, Hôpital Cantonal Universitaire, Lausanne. — Bibliographie.